Baby- und Kinderernährung

urania

100 Elternfragen

Dr. med. Heike Kovács

Baby- und Kinderernährung

Impressum

Dr. med. Heike Kovács ist Journalistin für Printmedien und TV. Sie hat bereits mehrere Ratgeber veröffentlicht und ist als Moderatorin von Gesundheitsseminaren und Wissenschaftstagungen tätig.

Die im Buch veröffentlichten Ratschläge wurden von den Verfasserin sorgfältig erarbeitet und geprüft. Eine Garantie kann dennoch nicht übernommen werden, ebenso ist eine Haftung der Verfasserin bzw. des Verlages und seiner Beauftragten für Personen-, Sach- und Vermögensschäden ausgeschlossen.

Bibliografische Information der Deutschen Bibliothek:
Die Deutsche Bibliothek verzeichnet diese Publikation in der Deutschen Nationalbibliografie; detaillierte bibliografische Daten sind im Internet über http://dnb.ddb.de abrufbar.

in der Verlag Kreuz GmbH
Postfach 80 06 69, 70506 Stuttgart

www.urania-verlag.de

Redaktion: no:vum, Susanne Noll, Leinfelden-Echterdingen
Umschlaggestaltung: Behrend & Buchholz, Hamburg
Umschlagbild: Vanessa Davies/ Getty Images
Satz: Atelier Seidel – Verlagsgrafik, Teising
Druck: Westermann Druck Zwickau
Printed in Germany

ISBN 978-3-332-01968-1

Inhalt

Vorwort

Liebe Eltern,

welch ungeheuer wichtigen Einfluss die Ernährung auf unsere Gesundheit hat, ist schon seit Hunderten von Jahren bestens bekannt. Neben der körperlichen Bewegung und einer ausgeglichenen Lebensweise mit ausreichend Schlaf und Erholungsphasen spielt die Ernährung in allen ganzheitlich ausgerichteten Gesundheitslehren eine entscheidende Rolle. Und dies gilt natürlich keineswegs nur für Erwachsene, sondern auch für Kinder – vielleicht für sie sogar noch viel mehr. Denn dass ein Kind von Anfang an gesund ernährt wird und alle Bausteine für sein Wachstum und sein Gedeihen bekommt, entscheidet ganz wesentlich über seine gesamte Entwicklung. Und richtiges Essen will auch gelernt sein, und das ebenfalls von Anfang an. Schon bei der Auswahl der Nahrung für Ihr Baby entscheiden Sie ein gutes Stück weit mit, welche Vorlieben Ihr Spross später entwickeln wird. Ab der Kleinkindzeit werden Prägungen in puncto Ernährung noch bedeutsamer, denn jetzt isst das Kind mit am Familientisch, es übernimmt Ihre Essgewohnheiten und die der Geschwister und macht sich diese – ganz unbewusst – zum Vorbild. Darüber hinaus entwickeln Kinder in diesem Alter oft auch noch ihre persönlichen Eigenheiten und Eigenwilligkeiten. Deshalb gehen die Probleme mit dem Essen häufig richtig los, wenn die Kleinen das Kindergartenalter erreicht haben. „Mama, mag ich nicht ...!“, „Bäh, schmeckt nicht ...!“, „Ess ich nicht!“, „Ich will Spaghetti ...!“ Das sind nur einige der Sprüche, mit denen die Kleinen am Familientisch ohne Mühe Stress auslösen.

An diesem Problem kommen wahrscheinlich auch Sie nicht vorbei, denn die super pflegeleichten Kinder, die immer brav essen, was auf den Tisch kommt, sind eine echte Rarität. Sie brauchen aber dennoch nicht zu verzagen und vor allem keine Sorge zu haben, dass Ihr Kind sogleich „vom Fleisch fällt" oder einen schweren Mangel erleidet, wenn es eine Weile seinen – zweifellos eigenwilligen – Essensvorlieben frönt und sich beispielsweise ein paar Wochen lang fast ausschließlich von Kakao ernährt. In aller Regel holt sich der kindliche Körper, was er an Nährstoffen benötigt, und Kinder essen auch, wenn sie Hunger haben. Außerdem verlieren sich glücklicherweise die meisten „Ticks" und Eigenheiten von selbst und verschwinden oft so rasch, wie sie aufgetaucht sind. Dieser Ratgeber gibt Ihnen Antworten auf die wichtigsten Fragen, die Sie zur gesunden Ernährung Ihres Kindes auf dem Herzen haben. Er wartet außerdem mit zahlreichen Tipps und Ratschlägen auf, wie Sie Ihrem Spross gesunde Kost schmackhaft machen können, und Sie bekommen Informationen über die wichtigsten Essens- und Verhaltensregeln für Ihr Kind bei Tisch. Außerdem finden Sie im Kapitel „Gesunde Ernährung für Ihr Kind" noch zahlreiche Rezepte für leckere, kindgerechte Gerichte, die Ihrem Nachwuchs bestimmt schmecken werden.

Dr. med. Heike Kovács

Wissenswertes zur Kinderernährung

? Ich möchte mein Kind ausreichend und ausgewogen ernähren. Wie viel Essen benötigt ein Kind?

In diesem Punkt sind Eltern häufig verunsichert. Einige Väter und Mütter haben die Sorge, dass ihr Kind zu viel isst, zu viele Kalorien aufnimmt und so schon in frühen Jahren übergewichtig wird. Mit diesem Problem sehen sich manche Eltern sogar schon konfrontiert, wenn sich ihr Kind noch im Säuglingsalter befindet und den sogenannten Babyspeck zeigt. Und noch häufiger äußern Eltern bei Kinderärzten oder Kinderpsychologen die Furcht, dass ihr Kind ein „schlechter Esser" sei und zu wenig oder zu einseitige Nahrung zu sich nehme. Sie können aber beruhigt sein und Ihrem Kind in diesem Punkt vertrauen. Es gilt nämlich als wissenschaftlich erwiesen, dass gesunde Kinder selbst sehr genau wissen, wie

Tipps

Halten Sie sich bei der Frage „Wie viel darf oder soll mein Kind essen?" am besten an die Regel „Mein Kind darf sich satt essen." Wenn die Kost ausgewogen ist, nicht zu viel Süßes enthält und Sie bei den Mahlzeiten auf eine schonende, fettarme Zubereitung achten, ist Übergewicht so gut wie ausgeschlossen. Zudem sollten Sie Ihr Kind viel toben lassen. Bewegung verbrennt Kalorien und ist für Knochen, Muskeln und den Kreislauf gesund. Nehmen Sie dabei auch Rücksicht auf das Wesen Ihres Kleinen: Ist es lebhaft und quirlig, dann braucht es etwas mehr Kalorien als ein ruhiges Kind.

viel Nahrung sie brauchen und ganz intuitiv die richtigen Mengen zu sich nehmen, die sie optimal versorgen – wie auch das hoch interessante Experiment einer amerikanischen Wissenschaftlerin Anfang der 1920er Jahre zeigt (siehe Info auf Seite 11): Kinder essen demnach nicht mehr als der Hunger ihnen gebietet, selbst wenn das Angebot reichhaltig ist. Und sie lassen sich auch noch nicht durch äußerliche Faktoren wie die Medien und die Werbung beeinflussen.

? Inwieweit wird das Essverhalten meines Kindes durch die Umwelt beeinflusst?

Leider gilt mit zunehmenden Alter der Kinder die Regel immer weniger, dass sie von sich aus die richtige Nahrungsmenge zu sich nehmen. Schon Grundschulkinder, aber noch stärker Teenager und junge Erwachsene vertrauen bei der Nahrungsaufnahme immer weniger ihrer inneren Stimme, sondern lassen sich vielmehr von äußerlichen Bedingungen wie Schlankheitsidealen, Werbebildern und Trends zu Designer- oder Fastfood leiten. Dieser Entwicklung können Sie als Eltern aber ein gutes Stück weit entgegensteuern, indem Sie bei Ihrem Kind durch eine gute Ernährungserziehung frühzeitig ein gesundes Essverhalten verankern. Ein Kind, das beispielsweise schon im Kleinkindalter gelernt hat, regelmäßig gemeinsam am Familientisch zu essen und abwechslungsreiche Kost zu genießen, wird dies mit großer Wahrscheinlichkeit auch mit höherem Lebensalter beibehalten. Welche Lebensmittel in

Info

Die amerikanische Ärztin Dr. Clara Davis vom Mount Sinai Hospital in Cleveland führte schon im Jahr 1926 ein spektakuläres Experiment durch, das sie wegen der bahnbrechenden Erkenntnisse berühmt machte: Die Medizinerin ließ eine Zeit lang drei Babys im Alter von sieben und neun Monaten ihre Speisen selbst aussuchen. Die beiden Jungen, Earl und Donald, entschieden sechs Monate lang alleine über ihre Ernährung, der Säugling Abraham durfte sogar zwölf Monate seine Kost selbst auswählen. Die drei konnten sich von einem Tablett das nehmen, was ihnen gefiel. Es gab eine große Auswahl an tierischen und pflanzlichen Produkten, die alle frisch zubereitet waren: Bananen, Äpfel, Salat, Karotten, Erbsen, Getreide, Hühnchen, Fisch, Eier, Milch und vieles mehr. Es wurde exakt aufgeschrieben, was die drei Babys verzehrten. Zudem ermittelten die Studienleiter den Nährstoffgehalt der ausgesuchten Nahrung und untersuchten, wie diese auf die Entwicklung der Kleinen Einfluss nahm. Das verblüffende Ergebnis: Die Kost der drei Sprösslinge war optimal auf deren Bedürfnisse zugeschnitten und unterstützte ihre körperliche Entwicklung, Wachstum, Gewicht, Knochen- und Muskelaufbau geradezu ideal. Die Kinder erfreuten sich nach Beendigung der Studie bester Gesundheit. Dieses Experiment zeigt, dass die Auswahl der Nahrung nicht nur eine Lernerfahrung ist, sondern im Menschen quasi ein biologisches Grundwissen verankert zu sein scheint.

welcher Menge Ihr Kind ungefähr zu sich nehmen sollte, entnehmen Sie am besten der Tabelle „So viel sollte Ihr Kind essen“ auf Seite 98.

Was ist eine gesunde, ausgewogene Kinderkost?

Eine ausgewogene Kost enthält alle Nähr- und Vitalstoffe, die Ihr Kind für Wachstum und Gedeihen benötigt. Neben den Nahrungsbausteinen Kohlenhydrate, Fette und Eiweiße spielen hier vor allem Vitamine, Mineralstoffe und Spurenelemente eine große Rolle. Außerdem hat die Ernährungswissenschaft in den letzten Jahren den großen Nutzen der sogenannten sekundären Pflanzenwirkstoffe erkannt, die sich in frischem Obst, Gemüse und Salat befinden. Mit dem täglichen Essen sollte Ihr Kind ausreichende Mengen der Nahrungsbausteine und Vitalstoffe zu sich nehmen. Empfehlenswert sind hier frische pflanzliche Lebensmittel in Form von Blattsalaten, Gemüse und Früchten, Milch- und Vollkornprodukte sowie mageres Fleisch und (See-)Fisch.

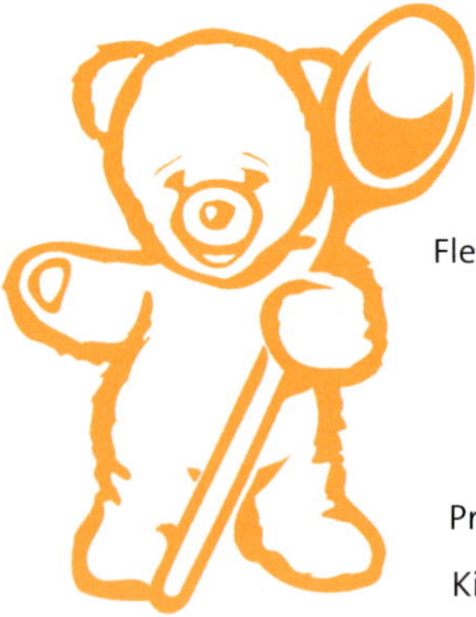

Was sind Proteine?

Proteine sind Eiweißstoffe, die vor allem für Kinder im Wachstumsprozess eine große

Bedeutung haben. Trotzdem sollte nur etwa 15 Prozent der gesamten Kalorienmenge aus Eiweiß bestehen. Zu viel davon belastet den Organismus, insbesondere die Nieren. Gute pflanzliche Eiweißquellen sind Brot und andere Getreideprodukte, auch Kartoffeln, Nüsse und Hülsenfrüchte, ideale tierische Lieferanten dagegen Fisch, mageres Fleisch, Milch und Milchprodukte.

? Welche Bedeutung haben Kohlenhydrate?

Sie sind die wichtigsten Energielieferanten. Kohlenhydrate bringen schnell Energie und sollten etwa die Hälfte der täglichen Kalorienmenge ausmachen. Wählen Sie jedoch die richtigen Kohlenhydrate aus, die keine Dickmacher sind. Zu den hochwertigen Kohlenhydrat-Lieferanten zählen Obst, Gemüse und Vollkornprodukte. Diese Kohlenhydrate können vom Organismus auch wirklich genutzt, also „verbrannt" werden. Nicht empfehlenswert hingegen sind „leere" Kalorien beispielsweise aus Zucker oder süßen Limonaden.

? Wie viel Fett braucht der Körper meines Kindes?

Auch Fette spielen bei der Energieversorgung des Körpers eine Rolle und sind am Organstoffwechsel beteiligt. Bei Kleinkindern, die einen hohen Energieumsatz haben, sollte Fett etwa 35 Prozent der täglichen Kalorienmenge ausmachen. Größere Kids hingegen nehmen besser etwas weniger Fett zu sich. Und dabei kommt es auch bei Fetten sehr auf die Qualität an. Empfehlenswert sind Nahrungsmittel, die mehrfach ungesättigte Fettsäuren enthalten, wie

Sie sie zum Beispiel in Keimölen wie Soja-, Maiskeim- oder Sonnenblumenöl finden. Minderwertige Fette stammen vor allem aus tierischen Erzeugnissen und können als „versteckte Fette“ in Wurst, Fleisch oder Käse verborgen sein. Sie bringen zu viele Kalorien!

? Warum sind Vitamine bei der Ernährung so wichtig?

Vitamine werden auch Vitalstoffe, also Lebensbausteine, genannt und haben in der Tat lebenswichtige Funktionen in allen Stoffwechselabläufen. Da unser Körper diese Stoffe kaum selbst bilden kann, müssen sie in ausreichender Menge mit der täglichen Nahrung zugeführt werden. Ein Mangel der Vitamine A, B, C, D, E und K kann schlimme Folgen für die Gesundheit haben. Allerdings sind mit einer ausgewogenen Ernährung, die reichlich frisches (!) Obst und Gemüse, Milch, Vollkornprodukte sowie mageres Fleisch und Fisch enthält, kaum Mangelerscheinungen zu erwarten.

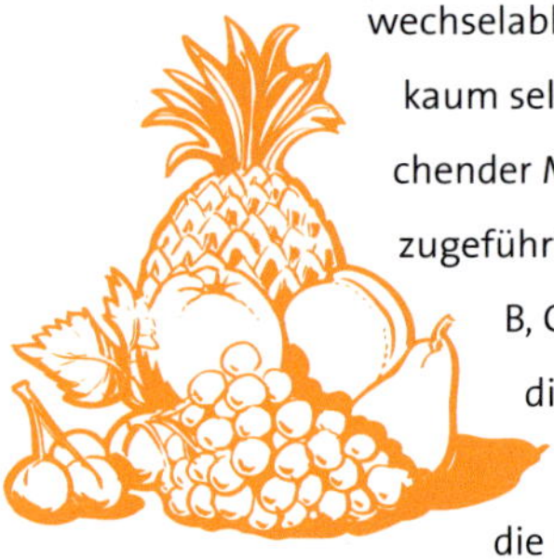

? Ich höre immer wieder, Kinder bräuchten Mineralstoffe. Aus welchem Grund?

Diese Substanzen sind vor allem für den Stoffwechsel wichtig. Zusammen mit Vitaminen und Spurenelementen sorgen Mineralien für ein reibungsloses Funktionieren der Regulationsprozesse des Körpers. Sie sind zudem am Aufbau der Körpersubstanz beteiligt. Der Mineralstoff Kalzium beispielsweise, der sich in großen Mengen in Milch und Milchprodukten befindet, garantiert gesunde Knochen. Und auch Kalium, Natrium, Phosphor und Magnesium zählen zu den wichtigen Mineralstoffen, die hauptsächlich in Gemüse und Obst vorkommen.

? Was hat es mit Spurenelementen auf sich? Wofür sind sie gut?

Wie der Name schon sagt, sind Spurenelemente Stoffe, die nur in winzig kleinen Mengen im Körper vorkommen. Trotzdem sind sie sehr wichtig und bei vielen Stoffwechselleistungen unverzichtbar. Die bekanntesten Spurenelemente sind Jod und Eisen. Jod wird für den Aufbau der Schilddrüsenhormone gebraucht; sein Bedarf kann im Wesentlichen durch den regelmäßigen und häufigen Verzehr von Seefisch sowie durch die Verwendung von Jodsalz gedeckt werden. Eisen hat eine wichtige Aufgabe bei der Blutbildung. Es ist besonders in „rotem" Fleisch reichlich vorhanden. Aber auch Zink, Mangan, Kupfer und Selen gehören zu den wichtigen Spurenelementen und spielen für die Gesundheit eine große Rolle. Viele Spurenelemente finden sich in Gemüse. Sie sind unabdingbar für das Immunsystem und wirken beispielsweise bei der Hautfunktion (Zink) mit.

? Immer wieder heißt es, es sei am gesündesten, Kinder vollwertig zu ernähren. Was bedeutet denn „Vollwertkost"?

Als vollwertig gilt eine Ernährung dann, wenn sie alle Stoffe liefert, die der Organismus braucht, also Kohlenhydrate, Fette, Eiweiße,

Mineralstoffe und Spurenelemente. Vollwertige Kost sollte überwiegend aus naturbelassenen Lebensmitteln aus biologischem Anbau bestehen. Der Begründer der Vollwerternährung ist der bekannte Mikrobiologe Dr. Werner Kollath. Er hat unsere Nahrung in folgende sechs Wertstufen eingeteilt:

Gruppe 1: unveränderte Lebensmittel, so wie die Natur sie hervorbringt; dazu gehören Nüsse, Früchte und auch rohe Milch

Gruppe 2: aufgeschlossene Lebensmittel, wie etwa kaltgepresste Öle, Vollkornmehl und Butter

Gruppe 3: fermentativ (enzymatisch) veränderte Lebensmittel, also sauer Vergorenes oder Gereiftes wie Sauerkraut, Sauermilchprodukte und Käse

Gruppe 4: erhitzte Speisen, beispielsweise gebratenes Fleisch, gegrillter Fisch oder gegartes Gemüse

Gruppe 5: konservierte Lebensmittel; das sind haltbar gemachtes Gemüse in Dosen oder Gläsern oder auch geräuchertes Fleisch und Ähnliches

Gruppe 6: industriell hergestellte Einzelstoffe wie Zucker, Lebensmittelzusatzstoffe, Aromastoffe und Vitaminpräparate

Auf dieser Einteilung basierend gibt die moderne Ernährungswissenschaft für eine vollwertige Ernährung folgende Empfehlungen: Die Hälfte der Nahrung sollte aus Frischkost bestehen. Dabei wird geraten, Obst und Gemüse immer je nach Saison in der Zeit zu verzehren, in der sie wachsen und reifen. Das heißt, Zitrusfrüchte kommen im Winter auf den Tisch, Tomaten und Erdbeeren jedoch im Sommer. Zudem sollten die Lebensmittel aus kontrolliert biologischem Anbau stammen. Und: Gehen Sie mit Fett möglichst sparsam um, und verwenden Sie am besten naturbelassene Öle mit hochwertigen ungesättigten Fettsäuren. Auch Milchprodukte werden empfohlen. Fleisch, Fisch und Eier wiederum sollten Sie nur in Maßen verzehren; isolierte Zucker und Auszugsmehle sind gänzlich tabu. Verfeinern Sie Speisen mit reichlich Küchenkräutern und Gewürzen und setzen Sie Salz immer nur sehr sparsam ein.

? Wenn es um eine gesunde Ernährung geht, fällt häufig der Begriff „Nutraceuticals". Was ist das?

Hierbei handelt es sich um sekundäre Pflanzenwirkstoffe, die gemeinsam mit Vitaminen, Mineralstoffen und Spurenelementen wirken. Diese Substanzen geben Ihnen und Ihren Kindern Kraft und Vitalität, sie stärken die Immunabwehr und schützen dadurch vor Krankheiten. Wissenschaftler vermuten, dass sich weit über 8000 Pflanzenwirkstoffe in Gemüse, Obst, Salat und Küchenkräutern befinden. Sie tragen klangvolle Namen wie beispielsweise Quercetin, Allicin, Pektin, Lykopen, Lutein oder Beta-Karotin, und stellen quasi das Immunsystem der Pflanze dar. Sie schützen diese vor Hitze, Kälte, starker Sonneneinstrahlung, Viren, Bakterien, Pilzen und sogar Schädlingen wie Läusen oder Milben. Doch diese Wirkung entfalten die Nutraceuticals nicht nur in der Pflanze selbst, sondern auch im menschlichen Organismus. Schon unsere Vorfahren wussten um den hervorragenden Nutzen von Früchten, Kräu-

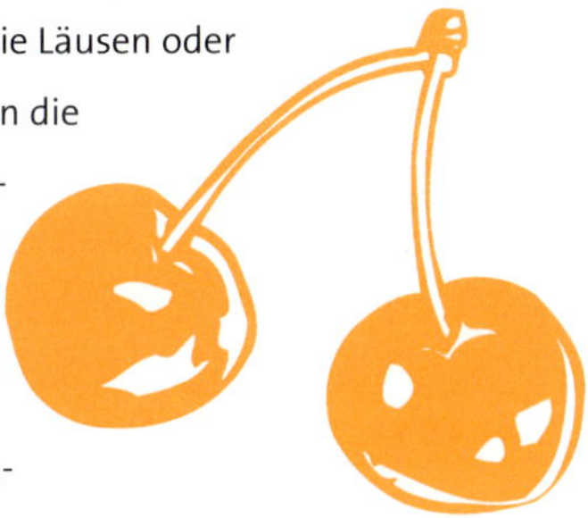

tern, Wurzeln und Blättern bestimmter Pflanzen und machten sich quasi deren Immunsystem für sich zunutze, indem sie täglich davon aßen und sie bei Bedarf sogar zum Heilen verwendeten.

? Ernährungswissenschaftler weisen immer wieder auf die Nahrungsmittel-Pyramide hin, wenn sie über gesunde Ernährung sprechen. Was meinen sie damit?

Die Ernährungspyramide stellt auf anschauliche Weise dar, welche Lebensmittel in welchen Mengen zu sich genommen werden sollten. In den USA ist die Pyramiden-Grafik den Menschen bereits bestens bekannt und auch auf vielen Verpackungen von Lebensmitteln abgedruckt. Und auch bei uns wird das Modell immer häufiger in Kindergärten und Schulen zur Gesundheitserziehung genutzt. An der Basis der Pyramide stehen die Grundnahrungsmittel wie Getreideprodukte (am besten aus Vollkorn), Reis oder Kartoffeln, außerdem reichlich Frischkost in Form von Gemüse, Obst und Salat. Im Mittelteil der Pyramide sind Milchprodukte wie Milch, Joghurt und Käse, darüber hinaus Fleisch, Geflügel, Fisch und Eier aufgeführt. Diese Nahrungsmittel sind ebenfalls wichtig, brauchen aber nur in kleineren Mengen und auch nicht täglich verzehrt zu werden. Hier reichen beispielsweise zwei oder drei Fleisch- bzw. Fischmahlzeiten pro Woche. Auch Eier sollten nicht täglich auf dem Speiseplan stehen. Die Spitze der Pyramide bilden dann die Nahrungsmittel, die sparsam und nur ausnahmsweise gegessen werden sollten – allen voran sehr Fettes oder Süßes.

Stark zuckerhaltige Limonaden, Kuchen, Kekse sowie fettreiche Wurst, Butter und Sahne sind demnach nicht für die Alltagskost geeignet – weder bei Ihnen noch bei Ihrem Kind.

? Wir ernähren uns vegetarisch und möchten auch unser Kind ohne Fleisch großziehen. Ist vegetarische Kost für Kinder geeignet?

Die vegetarische Ernährung kann für Erwachsene gesund und vollwertig gestaltet werden, vor allem in der ovo-lacto-vegetarischen und in der lacto-vegetarischen Form (auf der Basis von Ei, Milchprodukten und Gemüse bzw. nur Milchprodukten und Pflanzenkost). Für Kinder, die einen besonders hohen Nährstoffbedarf haben und deren Verdauungs- und Stoffwechselsystem noch nicht voll ausgeprägt sind, kann sie allerdings problematisch sein und zu Mangelerscheinungen führen. Denn diese Kost liefert beispielsweise zu wenig B-Vitamine sowie Eisen, Kalzium und Eiweiß. So sollte Ihr Kind ab und zu Fleisch bekommen, damit es genügend Eisen erhält – einen Mineralstoff, der vor allem in der Wachs-

Tipp

Wenn Sie aufgrund Ihrer persönlichen Überzeugung auf eine fleischhaltige Ernährung innerhalb Ihrer Familie verzichten möchten, sollten Sie sich von Ihrem Kinderarzt und ggf. von einer Ernährungsberaterin beraten lassen. Man wird Sie darüber informieren, welche Lebensmittel am besten geeignet sind, die Inhaltstoffe zu liefern, die im Fleisch enthalten sind, und so einem eventuellen Nährstoffdefizit vorzubeugen.

tumsphase unentbehrlich ist. Dies rät auch die Deutsche Gesellschaft für Ernährung (DGE).

Was ist von veganer Kost für mein Kind zu halten?

Eine vegane Kost ohne Milch und Eier ist für Kinder überhaupt nicht geeignet. Sie hat massive Entwicklungsstörungen zur Folge. Achten Sie bei der Ernährung Ihres Kindes vor allem darauf, dass sie abwechslungsreich ist. Auf Nahrungsmittel tierischer Herkunft sollten Sie nicht verzichten, weil diese Inhaltsstoffe enthalten, die Ihr Kind dringend für seine Entwicklung braucht.

Kann mein Kind trotz ausreichendem Nahrungsangebot einen Mangel erleiden?

Mangelerscheinungen drohen nur, wenn die Ernährung extrem einseitig ist. Stimmt jedoch das Nahrungsangebot und ist Ihr Kind auch ansonsten gesund, tritt praktisch nie eine Mangelernährung auf – auch nicht in den Fällen, in denen Kinder nur ganz wenig essen.

Mein Kind ist ein ganz schlechter Esser. Soll ich ihm besser Nahrungsergänzungsmittel geben, um es ausreichend zu versorgen?

Wenn ein Kind eine ausgewogene Kost erhält, die vor allem frisches Obst und Gemüse sowie Vollkorn- und Milchprodukte in altersgerechter Menge enthält, ist sein täglicher Bedarf an Nähr- und Vitalstoffen normalerweise gedeckt. Allerdings spielt auch die Qualität der Lebensmittel eine große Rolle. So liefern Früchte, Gemüse und Salat aus kontrolliert biologischem Anbau erwiesenermaßen viel mehr wertvolle Inhaltstoffe als beispielsweise Produkte aus nicht ökologischer Produktion. Zudem sind sie in aller Regel mit wesentlich weniger Schadstoffen belastet als Nahrungsmittel, die zum Beispiel mit Pestiziden behandelt wurden. Auch wenn Bio-Produkte ein wenig teurer sind, lohnt sich diese Mehrausgabe für die Gesundheit Ihres Kindes. In bestimmten Situationen, wie beipielsweise nach längerer Krankheit oder wenn – etwa aufgrund einer Nahrungsmittelallergie – die Ernährung einseitiger ausfällt, kann eine Nahrungsergänzung allerdings sinnvoll sein. Ob Nahrungsergänzungsmittel zum Einsatz kommen sollten und welche Präparate für Ihr Kind empfehlenswert sind, sprechen Sie am besten mit dem Kinderarzt ab.

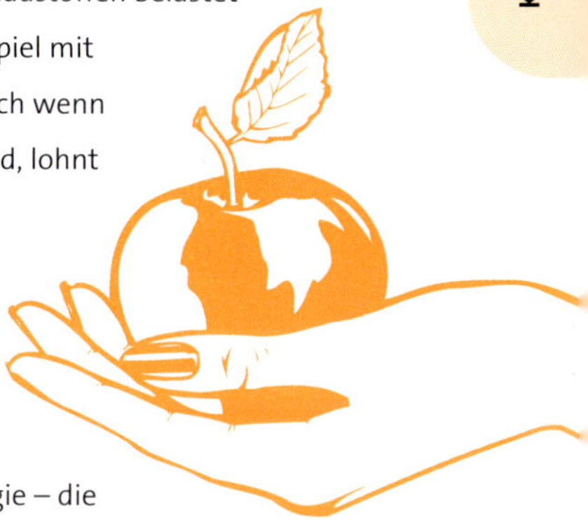

? Mein Kind isst gerne Pommes und Süßigkeiten und kann gar nicht genug davon bekommen. Machen Fett und Zucker süchtig?

Zahlreiche Untersuchungen, auch bei Tieren, zeigen eindeutig, dass fettreiche, süße Lebensmittel Lust auf mehr machen und somit die natürliche, innere Steuerung aus dem Gleichgewicht bringen. Das ist ein Teufelskreis, dem vor allem Kinder nur sehr

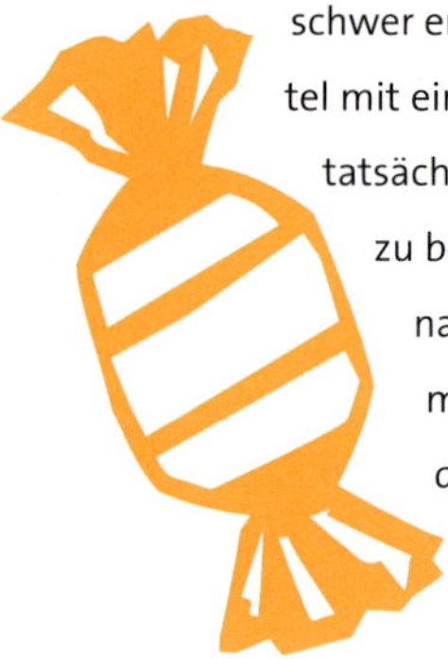

schwer entrinnen. Und industriell verarbeitete Lebensmittel mit einem hohen Anteil an Fett und Zucker vermögen tatsächlich, die angeborene Fähigkeit Ihres Kindes negativ zu beeinflussen, Nahrungsbedarf und Nahrungsaufnahme optimal zu regeln. Zwar können Sie gerade mit zunehmendem Alter Ihres Kindes nicht verhindern, dass die Außeneinflüsse auf Ihr Kind stets zunehmen, doch gerade deshalb sollten Sie unbedingt darauf achten, dass Sie ihm möglichst gute, gesundheitsfördernde Kost anbieten. Und wenn die Speisen abwechslungsreich und vollwertig sind, brauchen Sie sich nicht um deren Menge zu sorgen.

? Kann ich meinem Kind beibringen, richtig zu essen, und wie entwickelt sich sein Essverhalten?

Es besteht eine gewisse angeborene und intuitive Fähigkeit für ein ausgewogenes Ernährungsverhalten, doch kann diese mit der Zeit „umprogrammiert“ werden. Denn das soziale Umfeld, in dem ein Kind aufwächst, prägt in hohem Maße, welche Vorlieben und Abneigungen es in puncto Essen später entwickelt. Schon im Kindergarten fängt die Beeinflussung an. Selbst wenn Ihr Kind bis dahin noch nicht so sehr mit Schokoriegeln, Gummibärchen, Pommes oder Chicken Nuggets konfrontiert wurde, lernt es spätestens jetzt diese Art von Lebensmittel kennen. Es sieht bei den anderen, dass es leckere Süßigkeiten gibt, es erfährt, dass

Hamburger-Ketten bei Kindern unglaublich beliebt sind. Das weckt natürlich seine Neugier und das Bedürfnis, selbst Kekse, Bonbons oder Cheeseburger zu probieren. Und auch das Zuhause wirkt sehr prägend: Sie als Familie sind in Ihrem Ernährungsverhalten starke Vorbilder für Ihr Kind. Wenn bei Ihnen Chips, Nüsse und Kekse zum allabendlichen TV-begleitenden Ernährungsritual gehören, verwundert es nicht, wenn die Kleinen dies alsbald nachahmen. Sie werden auf eine bestimmte Art des Nahrungsmittelkonsums programmiert, der von der Natur so in keiner Weise vorgesehen ist und der das ausgewogene, von den wirklichen Bedürfnissen des Körpers geleitete Essverhalten erheblich zu unterwandern vermag.

? Zu dick, zu dünn: Welche Rolle spielt die Vererbung für das Körpergewicht meines Kindes?

Beleibte Eltern haben oft auch korpulente Kinder, und sind die Eltern gertenschlank, bleibt der Nachwuchs häufig ebenfalls schmal. Bedeutet das also, dass die körperliche Konstitution vererbt wird? Bestimmen die Gene, welche Figur und welches Körpergewicht ein Kind später haben wird? Diese Frage kann man mit „Ja“ und mit „Nein“ beantworten: Tatsächlich beweisen zahlreiche Untersuchungen an Zwillingen und Kindern, die nicht bei ihren leiblichen Eltern aufwuchsen, einen eindeutigen Einfluss der erblichen Veranlagung. Bei eineiigen Zwillingen beispielsweise, die getrennt und jeweils unter ganz anderen Bedingungen groß wurden, entwickelte sich das Gewicht parallel und sie hatten später eine ganz ähnliche Figur. Ebenso scheinen die Erbanlagen auf die Essensverwertung und den Fettabbau einzuwirken. So fanden Wissenschaftler jetzt verschiedene Gene, die bestimmte Stoffe zur

Fettverbrennung sowie zur Fettspeicherung steuern. Sind zum Beispiel durch Veranlagung vermehrt Substanzen zur Fettspeicherung im Körper aktiv, werden Nahrungsfette in den Zellen besonders gut aufbewahrt. Diese genetische Disposition ist zwar in Hungerzeiten ein großer Vorteil und garantiert dann das Überleben, doch heutzutage, wo es ein reiches Nahrungsangebot gibt, kann sich dies ausgesprochen negativ auswirken. Denn trotz mäßiger Kost legt ein so veranlagter Körper alles immer gleich in Depots an; schlank zu bleiben wird zu einem großen Problem. Und nicht nur die Art der Nahrungsverwertung, sondern der gesamte Körperbau mit Knochen- und Muskelmasse ist ebenfalls von den Genen bereits angelegt. Außerdem haben Sie auch wenig Einfluss auf die Größe Ihres Kindes – allerdings viele Möglichkeiten, durch ein gutes Essverhalten sein Wachstum und seine körperliche Entwicklung zu fördern.

? Was sind eigentlich Kalorien?

Das Essen liefert Ihrem Kind wichtige Nährstoffe, die im Organismus für den Energiehaushalt benötigt werden, zum Beispiel um Muskelarbeit zu leisten, zu denken und zu lernen. Bei den Kindern haben die Energiespeicher noch kein großes Fassungsvermögen, daher sollten sie häufiger am Tag kleine Mahlzeiten zu sich nehmen. Die Energiemenge, die bestimmte Lebensmittel liefern, wird in Kalorien (genauer Kilokalorien) gemessen, abgekürzt kcal. Auch wenn Sie nur still dasitzen und nichts tun, verbraucht Ihr Körper Energie, also Kalorien, etwa um Atmung, Herz und Kreislauf in Gang zu halten. Diese Energiemenge, die für lebensnotwendige Funktionen notwendig ist, wird Grund- oder auch Ruheumsatz genannt.

? Müssen schon Kinder Kalorien zählen?

Ein Erwachsener verbraucht für den Grundumsatz etwa 1400 bis 1800 Kilokalorien täglich, Kinder im Alter von sechs bis zwölf Jahren nur rund 900 bis 1500 Kilokalorien. Wer sich viel bewegt, seinen Körper anstrengt und aktiv Sport treibt, benötigt aber deutlich mehr Energie. Den größten Energieumsatz und Kalorienverbrauch haben Jugendliche bis zum Alter von etwa 18 Jahren. Wenn sie extrem aktiv sind, können sie sogar bis zu 4000 Kilokalorien am Tag verbrennen. Und dafür müssen sie dann auch einiges an Nahrung zuführen. Der Kalorienverbrauch hängt von sehr vielen Faktoren ab, neben der körperlichen Aktivität und dem Alter

Tipp

Verzichten Sie bei Ihrem Kind aufs Kalorienzählen, denn viel wichtiger als die Kalorienmenge ist die Auswahl der geeigneten Nahrungsmittel. Natürlich ist gegen „Light-Produkte“ nichts zu sagen. Sie können Ihrem Kind durchaus hin und wieder mal solche Lebensmittel geben, zum Beispiel eine fettarme Leberwurst oder Ähnliches. Allerdings sollten diese Produkte die Ernährung Ihres Kindes nicht ausschließlich bestimmen.

beispielsweise auch noch von der Körpergröße und der individuellen Konstitution. Daher gibt es keine Einheitswerte für Kinder, und Ernährungsexperten raten auch dringend davon ab, bei der Zusammenstellung der Nahrung für ein Kind die Kalorienmenge mit in Betracht zu ziehen – zumal die Kalorien überhaupt nichts über die Qualität der Lebensmittel aussagen. Es gibt nämlich relativ hochkalorische Nahrungsmittel, die vom Organismus aber gut als Energielieferanten genutzt werden können, und solche (etwa Kartoffelchips oder Mayonnaise), die überhaupt keinen Nutzen bieten. Es kommt also hauptsächlich auf eine abwechslungsreiche, ausgewogene Ernährung an, bei der sich Ihr Nachwuchs satt essen kann, und auch darauf, dass sich Ihr Kind regelmäßig bewegt. Das ist die beste Regulation seines Energiebedarfs und seiner Energiezufuhr und garantiert, dass Ihr Sprössling gesund heranwächst.

? Im gelben Untersuchungsheft meines Kindes stehen eine Wachstums- und eine Gewichtskurve. Was zeigen diese Kurven?

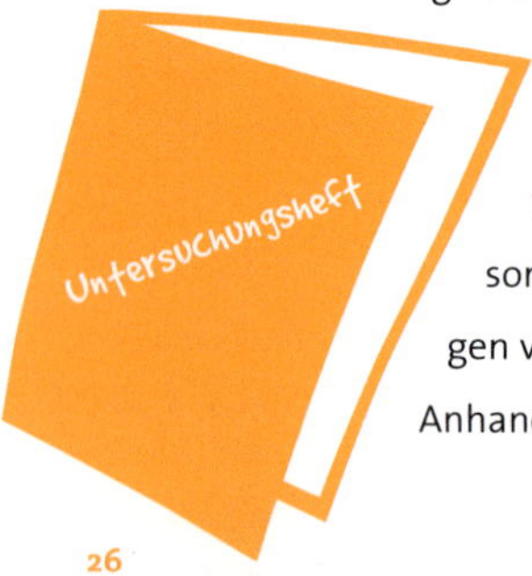

Im gelben Untersuchungsheft Ihres Kindes, das Sie bei seiner Geburt erhalten, trägt der Kinderarzt nicht nur die Ergebnisse der Vorsorgeuntersuchungen ein, sondern er vermerkt hier auch die Messungen von Körpergröße und Körpergewicht. Anhand des Kurvenverlaufs lässt sich erkennen, ob Größe und Gewicht eines Kindes innerhalb der Norm liegen oder aber nach unten oder nach oben abweichen.

? Entwickeln sich Wachstum und Gewicht bei Kindern gleichmäßig?

Nein, zum einen unterliegen beide Parameter individuellen Schwankungen, weshalb sich Kinder gleichen Alters nicht unbedingt miteinander vergleichen lassen. Zum anderen kann es auch im Verlauf der Wachstums- und Gewichtskurve selbst zu Unregelmäßigkeiten kommen – ja, diese sind sogar ganz normal. Es gibt Phasen, in denen das Gewicht stagniert und ein Kind auch nicht größer wird. Eltern machen sich dann Sorgen und denken, es könnte ein medizinisches Problem vorliegen. Dann plötzlich „schießt" das Kind in die Länge, die Wachstumskurve steigt wieder steiler an, und auch das Gewicht zieht nach. Solche Kurvenverläufe weisen dann Knicke und kleine Plateaus auf. Diese

Vorsorgeuntersuchungen wahrnehmen

Nehmen Sie die regelmäßigen Vorsorgeuntersuchungen beim Kinderarzt unbedingt wahr. Der Arzt überprüft nicht nur den Gesundheitszustand Ihres Kindes und begutachtet, ob seine Entwicklung normal verläuft, bei den Vorsorgeterminen werden auch regelmäßig Gewicht und Größe kontrolliert.
So haben Sie die Gewissheit, dass alles in Ordnung ist und Sie sich um die Entwicklung Ihres Kindes keine Sorgen machen müssen.

Kapitel 1

sind aber nicht weiter besorgniserregend, sondern zeigen lediglich, dass die Entwicklung meist nicht linear, sondern eher in Schüben verläuft.

? Wann ist die Wachstums- und Gewichtskurve meines Kindes auffällig?

Anlass zur Sorge sind lediglich Kurven, die sich deutlich nach oben oder unten aus der Norm bewegen und starke Knicke zeigen, zum Beispiel einen steilen Gewichtsabfall. In diesen Fällen sollten Sie sich mit Ihrem Kinderarzt beraten und nach der Ursache für die Abweichung fahnden.

Glücklicherweise sind ernste Probleme wie zum Beispiel chronische Erkrankungen des Verdauungstraktes, der Atmung, des Herzens oder des Blutes selten Ursache für Gedeihstörungen und einen massiven Knick in der Wachstums- und/oder Gewichtskurve. Meist handelt es sich um vorübergehende Probleme wie beispielsweise gehäufte Infekte (Mandelentzündungen, Mittelohrentzündungen), die sich aber durch entsprechende Behandlungsmaßnahmen in den Griff bekommen lassen.

Auch stärkere seelische Belastungen, etwa Stress in der Schule oder Konflikte in der Familie, können eine Wachstums- oder Gewichtshemmung auslösen. Aber auch diese verlieren sich fast immer, wenn die Konflikte beseitigt sind oder das Kind – zum Beispiel durch eine psychologische Betreuung – wieder zu innerer Stabilität findet.

Richtig essen in jedem Alter

? Es heißt überall, Muttermilch sei die beste Nahrung für mein Baby. Stimmt das?

Muttermilch ist zunächst eine ausgesprochen einfache und praktische Nahrungsquelle für Ihr Baby, denn sie steht in der richtigen Zusammensetzung und richtigen Temperatur dann zur Verfügung, wenn sie von dem Kleinen gebraucht wird. Darüber hinaus enthält Muttermilch wertvolle Abwehrsubstanzen, die Ihr Kind vor Infektionen schützen und sein Immunsystem stärken. Außerdem sind alle Nährstoffe vorhanden, die Ihr Säugling zum Wachsen und Gedeihen benötigt. Keine andere Nahrung ist so optimal an die Bedürfnisse eines Babys angepasst wie die Muttermilch. Ihr Kleines bekommt alle Vitamine, Mineralien und Spurenelemente so zugeführt,

Tipp

Die meisten Frauen sind in der Lage, ihr Kind zu stillen – auch nach einem Kaiserschnitt, oder wenn es zu früh geboren ist. Echte Hindernisse gibt es nur in Ausnahmefällen. Falls es aber doch einmal zu Problemen kommen sollte, seien Sie nicht enttäuscht oder denken gar ans Aufgeben. Die meisten Schwierigkeiten lassen sich relativ einfach beheben. Sprechen Sie darüber mit Ihrem Arzt oder Ihrer Hebamme. Außerdem empfiehlt sich der frühzeitige Kontakt zu einer Stillgruppe. Adressen erhalten Sie zum Beispiel bei der „Arbeitsgemeinschaft freier Stillgruppen Karlsruhe“ oder bei der „La Leche Liga Deutschland e. V.“

dass sein Verdauungssystem sie gut aufnehmen kann. Gestillte Babys leiden deshalb auch kaum unter Verdauungsstörungen und werden seltener wund.

? Schützt Muttermilch mein Baby auch vor Allergien?

Die körpereigenen Abwehrstoffe, die sich in der Muttermilch anreichern, sind unnachahmlich wertvoll. Sie helfen auch, Allergien vorzubeugen. Zahlreiche Studien belegen, dass Babys, die sechs Monate lang gestillt wurden, ein deutlich geringeres Risiko für allergische Krankheiten wie beispielsweise Neurodermitis aufwiesen als Kinder, die schon in den ersten Lebensmonaten Flaschennahrung erhielten.

? Ich möchte mein Baby gerne stillen. Muss es das Trinken an der Brust erst lernen?

Nein, denn wenn Ihr Baby auf die Welt kommt, kann es das bereits perfekt. Es hat einen angeborenen Saugreflex, sucht von sich aus nach der Brustwarze und weiß auch selber, wie oft es trinken möchte und wie viel Milch es braucht. Sie als Mutter müssen aber das Stillen erst lernen. Dabei kommt es darauf an, Ihr Kind richtig zu halten und ihm die Brust so anzubieten, dass es gut trinken kann. Das alles zeigt Ihnen nach der Geburt die Hebamme oder eine Kinderkrankenschwester. In vielen Frauenkliniken wird Ihnen Ihr Baby zu bestimmten Zeiten gebracht. Diesen festen Vier-

Stunden-Rhythmus brauchen Sie jedoch nicht einzuhalten, wenn Sie „Rooming-in" haben oder wieder zu Hause sind. Sie können Ihr Kind beobachten und es dann auf Verlangen stillen. Mit der Zeit wird sich ein Rhythmus mit vier bis fünf Mahlzeiten am Tag entwickeln und eventuell müssen Sie nachts noch einmal stillen.

? Wie viele Stillmahlzeiten benötigt mein Baby?

Legen Sie Ihr Baby bei jedem Stillvorgang nicht länger als insgesamt 20 Minuten an und geben Sie ihm immer beide Brüste. Das ist wichtig. Lassen Sie Ihr Kleines an der ersten Seite etwa fünf bis zehn Minuten trinken und nehmen Sie es dann von der Brust. Nicht einfach ziehen, das schadet der Brustwarze, sondern vorsichtig den kleinen Finger zwischen Brustwarze und Mundwinkel des Babys schieben, damit Ihr Kleines das Saugen unterbricht. An der zweiten Seite kann es dann noch ein bisschen weitertrinken. Es ist möglich, dass Sie Ihr Baby in den ersten Tagen bis zu zehnmal anlegen müssen, damit die Milchproduktion angeregt und die Milchmenge erhöht wird.

? Wie groß sollten die Abstände zwischen den Stillmahlzeiten sein?

In den ersten Wochen könnten Sie ein unangenehmes Spannungsgefühl in den Brüsten spüren, wenn diese gefüllt sind. Es verschwindet, sobald das Kind ein wenig getrunken hat. Achten Sie deshalb darauf, dass die Pausen zwischen den Stillzeiten nicht zu groß werden. Spätestens nach vier Stunden sollten Sie Ihr Baby wieder anlegen. Das Spannungsgefühl lässt nach, sobald sich

„Angebot und Nachfrage", also die Milchproduktion und der Hunger des Babys aufeinander eingestellt haben. Sie haben dann genau die richtige Menge an Milch zur Verfügung.

Tipp

Wenn Sie bei der ersten Stillmahlzeit mit der rechten Brust beginnen, sollten Sie bei der nächsten mit der linken anfangen. Diese Reihenfolge ist wichtig, weil die erste Seite immer besser geleert wird. So können Sie dafür sorgen, dass der Milchfluss richtig in Gang kommt und Sie nicht zufüttern müssen.

? Mein Baby schläft an der Brust immer wieder ein. Was kann ich dagegen tun?

Manche Babys sind trinkfaul und schlafen regelmäßig an der Mutterbrust ein. Sie sollten dann vorsichtig geweckt werden, damit sie genug trinken. Eine andere Möglichkeit, damit umzugehen, ist, sie häufiger anzulegen. Nehmen Sie Ihr Kleines nach dem Stillen auf jeden Fall hoch und lassen es ein „Bäuerchen" machen. Dadurch kann verschluckte Luft wieder entweichen und Ihr Baby wird nicht von Blähungen und Darmgrimmen geplagt.

? Wie viel Milch braucht mein Säugling?

Der Nahrungsbedarf Ihres Babys richtet sich nach seinem Gewicht. In den ersten drei Monaten beträgt die Trinkmenge ein Fünftel bis ein Sechstel, bis zum sechsten Lebensmonat ein Sechstel bis ein Siebtel, im zweiten Lebenshalbjahr dann etwa ein Achtel des Körpergewichts. Das sind in der ersten Woche ungefähr 200 bis 400 Gramm pro Mahlzeit, in der zweiten an die 500 Gramm und in der dritten Woche rund 600 Gramm. Zur Kontrolle sollten Sie Ihr Baby vor und nach jeder Mahlzeit wiegen. So können Sie genau feststellen, wie viel es zu sich genommen hat. Später genügt es, das Gewicht des Kindes einmal wöchentlich zu überprüfen.

? Wie lange soll ich mein Baby am besten stillen?

Weltweit sind sich Wissenschaftler einig, dass Muttermilch so große Vorteile für ein Kind hat, dass sie mögliche Nachteile wie zum Beispiel eine eventuelle Schadstoffbelastung bei Weitem überwiegen. Deshalb lautet die allgemeine Empfehlung, Kinder mindestens sechs Monate lang zu stillen. Danach braucht Ihr Kind dann langsam auch noch andere Nahrung, die seinen erhöhten Nährstoffbedarf decken kann, und Sie können nach dieser Zeit behutsam anfangen abzustillen. Dabei gehen Sie am besten schrittweise vor, damit sich das Baby an die neue Nahrung gewöhnen kann. Zunächst ersetzen Sie eine Muttermilchmahlzeit, nach ein paar Tagen eine zweite und so fort. Dadurch wird Ihr Kind sanft auf die neue Kost umgestellt.

? Hat Stillen Einfluss auf die emotionale Entwicklung meines Kindes?

Ja, denn Stillen ist auch ein „Füttern" mit Liebe. Und so sollten Sie diese seelische Komponente des Stillens nicht unterschätzen.

Muttermilch befriedigt nämlich nicht nur den Hunger Ihres Säuglings, sondern vermittelt auch einen besonders innigen Kontakt zwischen Ihnen und Ihrem Baby. Das enge Beisammensein und der Austausch von Zärtlichkeiten beeinflusst das emotionale und soziale Verhalten Ihres Sprösslings positiv und wird sein ganzes weiteres Leben prägen. Wenn Sie aus bestimmten Gründen nicht stillen können, brauchen Sie aber dennoch keine Befürchtung zu haben, dass Ihr Kind emotionale Einschränkungen erfährt. Auch die Ernährung mit dem Fläschchen kann mit liebevoller Zuwendung und einem zärtlichen Austausch verbunden werden. Ein großer Vorteil hier: Auch die Väter können über die Verköstigung ihres Kindes eine innige Beziehung aufbauen.

? Ich füttere mein Baby mit dem Fläschchen. Was muss ich dabei beachten?

Wenn Sie nicht stillen können oder die Menge an Muttermilch nicht (mehr) ausreicht, dann steht Ihnen ein reiches Angebot an

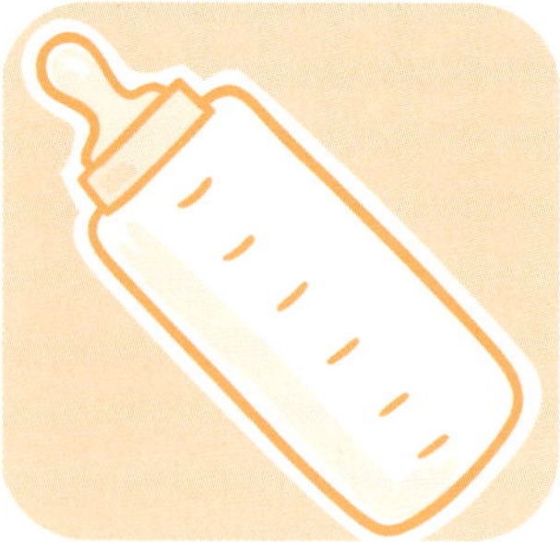

Fläschchennahrung zur Verfügung. Falls Sie nicht sicher sind, welche Anfangsnahrung geeignet ist, fragen Sie am besten Ihren Kinderarzt. Es ist auf jeden Fall wichtig, das Wasser fürs Fläschchen nicht zu stark zu erhitzen. Testen Sie

Tipp

Leitungswasser ist aufgrund seines möglichen Nitrat-Gehalts nicht für die Zubereitung von Babynahrung geeignet. Nehmen Sie besser nitrat- und mineralstoffarmes Mineralwasser aus der Flasche. Meist steht auf dem Etikett „für Säuglingsnahrung geeignet". Dieses Wasser müssen Sie auch nicht mehr abkochen.

selbst, ob die Milch nicht zu heiß ist, indem Sie einen Tropfen aus der Flasche auf Ihren Unterarm geben. Sehr gut geeignet ist auch ein Flaschenwärmer. Er stellt die richtige Temperatur automatisch ein. Bereiten Sie jede Mahlzeit unbedingt frisch zu und wärmen Sie Reste nicht wieder auf. Das Loch des Saugers darf außerdem nicht zu groß sein, weil sich Ihr Baby sonst verschlucken könnte, aber auch nicht zu klein, sonst schläft es zu schnell ein. Sie werden selbst merken, mit welcher Saugergröße Ihr Kind am besten trinkt. Das Fläschchen dient aber nur der Sättigung, Sie sollten es keinesfalls als Einschlafhilfe missbrauchen. Stundenlanges Nuckeln ist tabu, auch weil dies, wenn Ihr Kind Zähne bekommt, Karies hervorrufen könnte. Ebenso darf Ihr Säugling mit der Flasche nicht allein sein.

? Ich habe gelesen, dass es verschiedene Arten von Säuglingsmilch gibt. Welche und für wen sind sie geeignet?

Kuhmilch ist für einen Säugling nicht genießbar. Deshalb muss die Zusammensetzung von Kuhmilch durch technische Veränderungen der Muttermilch angepasst (adaptiert) werden. Adaptierte und teiladaptierte Milch unterscheiden sich nur durch ihren Anteil an

Kohlenhydraten. Die adaptierte Milch enthält ausschließlich Laktose (Milchzucker), in teiladaptierter Milch dürfen auch noch andere Kohlenhydrate vorhanden sein. Ab dem fünften oder sechsten Lebensmonat geben Sie Ihrem Kind die Folgemilch, die etwas gehaltvoller ist und von jüngeren Säuglingen meist noch nicht vertragen wird. Sie besteht ungefähr aus zwei Teilen Kuhmilch und einem Teil Wasser. Die hypoallergene (HA-)Säuglingsnahrung und die Spezialnahrung werden eingesetzt, wenn Ihr Baby normale Säuglingsnahrung nicht verträgt und darauf mit Darmbeschwerden oder Hautirritationen (zum Beispiel mit sogenanntem Milchschorf) reagiert.

? Mein Baby ist ein paar Wochen alt, hat immer wieder furchtbare Bauchschmerzen und krampft mit den Beinchen. Was ist das und woher kommen die Schmerzen?

Vor allem Babys werden in den ersten Lebenswochen oft von Blähungen und Darmkrämpfen geplagt. Weil diese Beschwerden so typisch für dieses Alter sind, werden sie auch Dreimonatskoliken genannt. Bei Babys wird die Nahrung noch nicht optimal verdaut. Das führt zu Blähungen und Verkrampfungen im Darm. Auch verschluckte Luft – wenn sich beim Aufschütteln der Milch zu viel davon im Fläschchen befindet oder das Baby beim Trinken Luft ansaugt – kann für die Blähungen und Koliken verantwortlich sein. Bei gestillten Kindern liegt die Ursache der Blähungen häufig auch an einer ungeeigneten Ernährungsweise der Mutter. Denn alles, was die Mutter zu sich nimmt, geht mehr oder weniger direkt in die Muttermilch über und gelangt so auch zum Kind. Die Babys geben ihren Beschwerden durch Schreien und Weinen Ausdruck. Typisch ist auch, dass sie die Beinchen an den Bauch ziehen und sich steif machen.

? Was hilft gegen die Blähungen und Bauchschmerzen?

Folgende Dinge können gegen die Blähungen und Bauchschmerzen Ihres Kindes helfen:

- Meiden Sie blähende Speisen wie Kohl, Zwiebeln, Knoblauch, Hülsenfrüchte oder viel rohes Obst, wenn Sie stillen.
- Wenn Ihr Baby Flaschennahrung bekommt, achten Sie darauf, dass es beim Trinken nicht zu viel Luft schluckt. Am besten machen Sie beim Füttern kleine Pausen und lassen das Kind zwischendurch ein „Bäuerchen“ machen. Wenn Sie die Milchnahrung zubereiten, versuchen Sie ein zu starkes Schäumen zu vermeiden, da die Luftblasen ebenfalls Blähungen bewirken.
- Um Beschwerden durch zu rasche Nahrungsumstellung zu umgehen, beginnen Sie mit dem Zufüttern der ersten Gemüse- oder Obstbreie ganz langsam.
- Gegen die Beschwerden hilft viel Bewegung. Lassen Sie Ihr Baby strampeln und helfen Sie ihm mit ein paar „Turnübungen“.
- Eine leichte Massage des Bäuchleins bewirkt, dass Winde leichter abgehen.
- Wärme lindert ebenfalls die Schmerzen. Legen Sie eine halb mit warmem Wasser gefüllte Babywärmflasche auf das Bäuchlein Ihres Kindes.

- Auch eine Klopf-Behandlung vertreibt die Blähungen. Nehmen Sie Ihr Kind mit dem Bauch nach unten auf den Arm, legen Sie Ihre warme Hand unter den Bauch und klopfen Sie mit der anderen leicht auf den Po.
- Geben Sie einen lauwarmen Kräutertee mit Fenchel, Kümmel, Anis und Kamille ins Fläschchen oder trinken Sie ihn selbst, wenn Sie stillen. So bekommt Ihr Kind die entblähenden Inhaltsstoffe durch die Muttermilch.
- Es gibt Tropfen mit speziellen Wirkstoffen, die den Darminhalt „entschäumen". Geben Sie diese ins Teefläschchen oder verabreichen Sie sie mit einem Löffel.

? Ich möchte mein Kind so lange wie möglich stillen. Ab wann braucht mein Baby Beikost?

Spätestens ab dem zweiten Lebensjahr benötigt Ihr Kind mehr als nur die reine Milchernährung. Sein Organismus wächst jetzt so schnell und verbraucht so viel Energie, dass der Nährstoffbedarf durch gehaltvollere Kost gedeckt werden muss. Vor allem die Eisenreserven Ihres Kleinen sind jetzt erschöpft, aber auch andere Bausteine wie beispielsweise Eiweiß, Kohlenhydrate und Fette werden in zunehmendem Maße benötigt. In der Regel füttert man aber schon nach dem ersten halben Lebensjahr die erste feste Nahrung zu. Dann beginnt die spannende Zeit der „ersten Löffelchen". Beikost in Form von Obst-, Getreide- oder Gemüsebrei (mit oder ohne Fleischbeigaben) sorgt dafür, dass die Nährstoffe für das

Wachstum und die Entwicklung des Babys in ausreichender Menge zur Verfügung stehen.

? Wie stelle ich mein Kind am besten auf Beikost um?

Die Umstellung vom Milchfläschchen auf den ersten Gemüse- oder Obstbrei sollte behutsam vonstatten gehen, damit sich das Verdauungssystem an die neue Nahrung gewöhnen kann: Beginnen Sie mit ein bis zwei Löffelchen und steigern Sie dann langsam die Menge. Und verzagen Sie nicht, wenn Ihr Kind die neue Kost zunächst vollkommen ablehnt, den Löffel wegwirft oder alles wieder ausspuckt. Auch Babys sind schon kleine „Gewohnheitstierchen", die Fremdem gegenüber Skepsis hegen. Das legt sich aber meist sehr schnell, vor allem, weil der Appetit mit dem erhöhten Nahrungsbedarf stetig wächst.

Tipp

Geben Sie ein wenig Brei in die Milchflasche, damit das Baby die neue Geschmacksrichtung kennen lernt. Sie können auch langsam mehrere Alternativen ausprobieren, beispielsweise pürierte Karotten, Kartoffeln, Banane, Apfel und Ähnliches. Sie werden rasch merken, was Ihrem Kind besonders gut schmeckt.

? Wie erkenne ich, wann die richtige Zeit gekommen ist, um feste Nahrung zuzufüttern?

Ihr Baby sollte schon aufrecht sitzen sowie Gegenstände greifen und zum Mund führen können. Das ist eine wichtige Vorausset-

Kapitel 2

zung, um ihm die Beikost mit dem Löffelchen zu geben. Wenn das mit dem Löffelchen-Füttern noch gar nicht klappen möchte, weil Ihr Kleines immer alles ausspuckt oder ihm der Brei aus dem Mund läuft, warten Sie mit dem Breifüttern lieber noch eine Weile, bis Ihr Kind „reif“ genug dafür ist, und geben Sie ihm noch eine Zeit das Fläschchen oder stillen sie es.

? Ich habe nicht die Zeit, selbst Breie für mein Kind zu kochen, und möchte Babybeikost aus dem Gläschen füttern. Wie gut ist sie?

Wenn Sie Gläschenkost von Markenherstellern kaufen, haben Sie die Gewähr, dass die Inhalte den strengen Richtlinien der Diätverordnung entsprechen; das heißt, es werden nur Erzeugnisse aus ökologischem Anbau verarbeitet, die schadstofffrei sind oder zumindest so geringe Mengen an Schadstoffen enthalten, dass dies für ein Baby unbedenklich ist. Außerdem haben die Produkte „Frischequalität“. Das bedeutet, dass die Nährstoffe erhalten sind. Bei der Lagerung und Zubereitung von frischen Lebensmitteln wie Obst und Gemüse im eigenen Haushalt ist dagegen sogar mit einem geringen Nährwertverlust zu rechnen. Außerdem ist Fertigkost durch Sterilisation keimfrei. Vorteilhaft bei industriell hergestellter Beikost ist weiterhin, dass sie ohne besondere Kenntnisse und mit wenig Arbeits- und Zeitaufwand eingekauft, bevorratet und zubereitet werden kann. Auch auf Reisen, bei der Tagesmutter

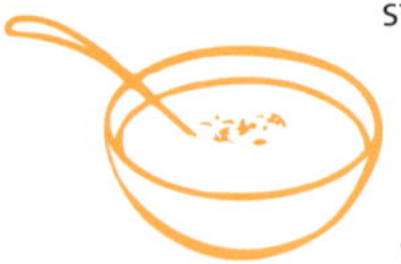

oder Freundin ist ein Gläschen schnell zur Hand. Gerade wenn beide Eltern berufstätig sind, erweist sich das als großer Vorteil.

? Mir ist es wichtig, die Breie für mein Kind selbst zu kochen. Was muss ich dabei beachten?

Kaufen Sie Obst und Gemüse nur aus kontrolliert ökologischem Anbau, Fleisch nur beim Bio-Metzger. Obst und Gemüse sollten möglichst rasch verarbeitet werden, weil längere Lagerzeiten den Nährwertgehalt erheblich mindern. Das gilt übrigens auch für Selbstgeerntetes aus dem Garten. Das Essen soll außerdem schonend zubereitet werden, also nicht zu lange wässern, auch nicht zu lange kochen oder braten; zu große Hitze zerstört zudem die wichtigen Vitamine. Am Anfang brauchen Sie weder Salz noch Zucker.

? Gibt es eine Reihenfolge der Breie, die ich meinem Baby zufüttere?

Ja, nach den Empfehlungen der Kinderärzte sollte zunächst ein Brei mit Kartoffeln und Gemüse wie beispielsweise Karotten sowie etwas Fleisch gegeben werden. Ungefähr einen Monat später können Sie Ihrem Kind zusätzlich einen Getreidebrei anbieten. Noch einen Monat später kann die Mahlzeit durch einen Obstbrei, etwa aus Apfel oder Birne, ergänzt werden.

? Mein Kind ist nun etwas älter als ein Jahr. Darf es schon am Familientisch mit essen?

Mit dem ersten Lebensjahr geht die Babyzeit zu Ende, und Ihr Sprössling erhält nun zunehmend die Gerichte, die auf den Familientisch kommen. Nach den Schneidezähnen brechen die Backenzähne durch, das Kind kann deshalb auch feste Nahrung kauen. Nun darf es selbst essen: Das macht den Kleinen meist riesigen Spaß. Achten Sie ab jetzt besonders auf einen ausgewogenen Speisezettel. Die Nahrung sollte abwechslungsreich sein und dem Kind alle Nährstoffe bieten, die sein Organismus braucht. Gut ist eine Mischkost aus frischem Gemüse, Obst, Milch und Milchprodukten wie Quark, Joghurt und Käse, Vollkornprodukten, Fisch und magerem Fleisch. Wenn Sie solche Lebensmittel auf dem Wochenplan haben, können Sie keinen Fehler machen.

? Was muss ich bei der Auswahl und Zubereitung der Lebensmittel beachten, wenn mein Kind mit isst?

Am Ende des ersten Lebensjahres verträgt Ihr Kind so gut wie alles. Es sollte allerdings noch keine schwer verdaulichen Lebensmittel wie beispielsweise Hülsenfrüchte bekommen. Diese könnten bei Ihrem Kind Blähungen und Bauchweh verursachen. Auch kleine oder harte Lebensmittel wie etwa Nüsse geben Sie ihm in diesem Alter besser noch nicht, weil die Gefahr besteht, dass es sich daran verschluckt. Achten Sie auf eine salzarme, nicht zu stark gewürzte Kost. Damit sich Ihr Nachwuchs beim Kauen zwar schon ein bisschen anstrengen muss, aber nicht überfordert wird, sollten seine Speisen weich und saftig sein. Es ist ja jetzt in einem Alter, wo die Zähnchen nach und nach durchbrechen; die Backenzähne lassen vielleicht noch eine Weile auf sich warten. Auch sollte die Nahrung richtig temperiert sein: Sie darf nicht zu heiß, aber auch nicht eiskalt sein, denn sonst könnte sie das noch empfindliche Verdauungssystem belasten und Beschwerden hervorrufen.

? Milch wird gerade für Kleinkinder immer wieder empfohlen. Warum ist sie so wertvoll für mein Kind?

In den ersten Monaten ist Milch als einzige Nahrung von Mensch und Säugetier unentbehrlich für das gesunde Gedeihen. In ihr sind nämlich alle Stoffe enthalten, die für das Wachstum gebraucht werden. Gerade Kinder haben einen besonders hohen Bedarf an Energiebausteinen wie Kohlenhydraten, Fett und Eiweiß sowie Mineralstoffen und Vitaminen, die in Milch reichlich vorhanden sind. Deshalb darf sie in der Ernährung von Klein- und Schulkindern nicht fehlen. Zwei- bis Fünfjährige sollten täglich mindestens einen Viertelliter Milch trinken, größere Kids sogar das Doppelte. Außerdem sind Milchprodukte wie Quark, Joghurt, Kefir, Dickmilch und Käse sehr empfehlenswert. Schlanke Kinder dürfen ruhig zu fetten Milchprodukten (3,5 % Fett) greifen. Wenn Ihr Kind zum Dickwerden neigt, sollten Sie Joghurt, Quark und anderes mit 1,5 % Fett wählen. Ein zu niedriger Konsum von Milch und Milchprodukten kann unter anderem zu einer Unterversorgung mit dem Mineralstoff Kalzium führen. Dieser ist aber unbedingt notwendig für die gesunde Entwicklung von Zähnen und Knochen. Ein Mangel in der Jugend kann im Alter das Osteoporose-

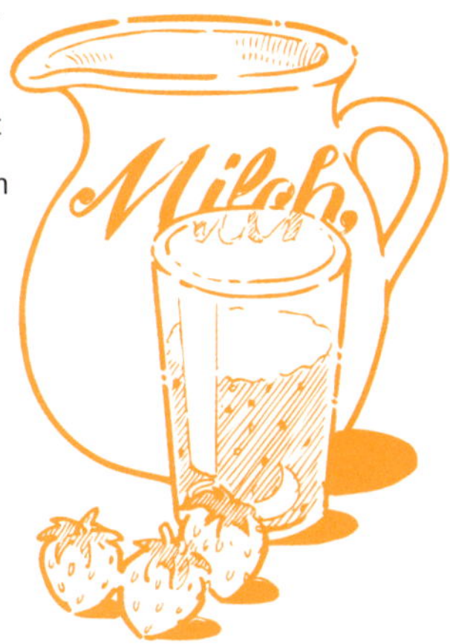

(Knochenschwund-)Risiko erhöhen. Auch Jugendliche und Erwachsene sollten täglich ausreichend viele Milchprodukte zu sich nehmen – allerdings nur, wenn Milch gut vertragen wird. Bei einer Allergie gegen Kuhmilcheiweiß (siehe Seite 86 f.) müssen die Betroffenen auf andere kalziumreiche Nahrungsmittel und eine zusätzliche Kalziumeinnahme in Tablettenform ausweichen.

? Mir ist es wichtig, dass mein Kind lernt, am Tisch zu essen. Wie stelle ich das am besten an?

Damit Ihr Kind das gemeinsame Essen als festes Ritual erlebt, sollten Sie regelmäßige Tischzeiten haben; optimal sind drei Hauptmahlzeiten und zwei Zwischenmahlzeiten. Letztere können aus Getreideflocken, Obst, Rohkost oder Milchprodukten bestehen. Geben Sie Ihrem Sprössling zunächst keine großen Mengen zu essen. Falls er noch Hunger hat, kann er dann mehr bekommen. Ihr Kind sollte sein Esstempo und die Menge selbst bestimmen dürfen. Drängeln Sie also nicht und zwingen Sie ihm nichts auf. Wenn es Teller oder Tasse wegschiebt, den Kopf wegdreht oder den Mund nicht mehr öffnet, ist es sicher satt. Ein in der Höhe verstellbarer Kinderhochstuhl ist geeignet für die ersten Mahlzeiten am Tisch. Das Kind darf nicht aus seinem Sitz herausrutschen oder -klettern können. Nehmen Sie Ihr Kleines nur in Ausnahmefällen, zum Beispiel auf Reisen oder im Restaurant, auf den Schoß, aber nicht im Alltag. Das Lätzchen ist natürlich ein Muss! Spinat, Tomatensauce oder Kakao landen nicht immer nur im Mund Ihres Kleinen, sondern oft auch irgendwo in seinem Umfeld. Schützen Sie daher auch teure Polsterstühle oder Teppiche.

? Ich möchte meinem Kind von Anfang an richtiges Essen bei Tisch beibringen. Darf es mit den Fingern essen?

Ja, das darf Ihr Nachwuchs, denn das ist wichtig, um den Umgang mit Essen zu erlernen. Achten Sie jedoch darauf, dass die Nahrung fest genug ist, um auch wirklich im Mund zu landen und nicht – im wahrsten Sinne des Wortes – zwischen den Fingern zu zerrinnen. Gut geeignet sind beispielsweise Kartoffelstücke, Apfelschnitten, eine Scheibe Brot oder ein Stück Brezel. Schaffen Sie aber bald Kindergeschirr und -besteck an, wie beispielsweise Lerntassen oder Teller mit einem höheren Rand. Das Kinderbesteck ist so geformt, dass es gut in den kleinen Händen liegt. Natürlich ist auch bei der Handhabung des Kinderbestecks anfangs viel Geduld nötig. Wenn Ihr Kind Messer, Gabel und Löffel falsch hält, bringen Sie das Besteck immer wieder in die richtige Position und zeigen Sie Ihrem Nachwuchs, wie er es richtig festhält.

Tipp

Geben Sie Ihrem Kind den Löffel immer wieder in die Hand, zeigen Sie ihm, wie es ihn am besten hält und machen Sie das Essen regelmäßig vor. Lassen Sie sich nicht frustrieren, wenn es anfangs noch nicht so gut klappt. Vielleicht spielt Ihr Kind auch mit Geschirr und Besteck herum. Die erste Zeit ist wirklich anstrengend, aber Sie werden sehen, Ihr Nachwuchs lernt rasch und wird nach und nach immer weniger kleckern.

? Mein Kind ist anderthalb Jahre alt. Ich würde gerne jetzt schon feste Zeiten fürs Essen festlegen, um mein Kind ganz früh daran zu gewöhnen. Ist das sinnvoll?

Zwischen dem ersten und dem zweiten Lebensjahr gewöhnen sich die meisten Kinder ihren zweiten Tagesschlaf ab und machen nur noch einen Mittagsschlaf. Deshalb ist es jetzt möglich, den Rhythmus von drei Hauptmahlzeiten – Frühstück, Mittagessen und Abendessen – sowie zwei Zwischenmahlzeiten einzuführen. Diesen Rhythmus sollte Ihr Kind dann in den nächsten Jahren beibehalten.

? Seitdem mein Kind in den Kindergarten geht, sagt es immer wieder „Nein" zum Essen. Was kann ich da tun?

Wenn Ihr Kind in den Kindergarten geht, erobert es sich eine völlig neue Welt – auch was das Essen angeht. Es sieht, wie sich die anderen Kinder am Tisch benehmen, es schaut vielleicht bestimmte Verhaltensweisen ab und erlebt, was andere gerne essen und was nicht. Ihr Kind hat jetzt möglicherweise des Öfteren „seinen eigenen Kopf" und will sich mit seinen Geschmacksvorlieben durchsetzen. Es widersetzt sich nun wahrscheinlich häufiger mit einem deutlichen „Nein". Solche Phasen von Trotz und Verweigerung sind ganz normal. Kinder müssen immer wieder ihre Grenzen austesten und versuchen, sich gegenüber den „Großen" zu behaupten. Sie fühlen, dass sie in gewisser Weise Druck ausüben und manchmal sogar Macht über Mama und/oder Papa haben

können. Ihr Kind findet sehr rasch kleine Schwachstellen heraus, vor allem, wenn es merkt, dass Sie es unbedingt zu bestimmten Speisen überreden wollen.
Ganz wichtig ist jetzt, dass Sie sich dessen bewusst sind, die kleinen Spielchen nicht mitmachen und sich nicht dem Machtgerangel Ihres Kindes unterwerfen. Hier helfen weder strenge Tischsitten, noch Essenszwang, auch keine Bestrafungen, keine Belohnungen und keine Tricks. Das Einzige was wirklich sinnvoll ist, sind Grenzen und klare Regeln: Achten Sie darauf, dass die Mahlzeiten gemeinsam stattfinden und Ihr Kind auch dann mit am Tisch sitzt, wenn es nichts oder nur ganz wenig essen möchte.

? Muss mein Kind immer den Teller leer essen?

Nein, zwingen Sie Ihren Spross nicht zur Nahrungsaufnahme. Ihre Angst, dass es demnächst „vom Fleisch fallen" könnte, ist unbegründet. Vertrauen Sie seiner natürlichen Selbstregulation. Ihr Kind darf auch etwas liegen lassen, wenn es satt ist. Warten Sie nicht mit Sprüchen auf wie „Wenn du den Teller nicht leerst, dann bleibt das Wetter heute schlecht" oder ähnlichen Sätzen. Bleiben Sie einfach gelassen, auch wenn es Ihnen schwer fällt. Ihr Nachwuchs sollte sich aber keine Riesenportion auf den Teller laden, von der Sie genau wissen, dass es diese nie schaffen kann.

? Wie wichtig sind warme Mahlzeiten für die gesunde Ernährung meines Kindes?

Sehr wichtig. Es sollte nach Möglichkeit jeden Tag eine warme Hauptmahlzeit geben. Das warme Essen hat eine besondere

Lebensmittel- und Nährstoffzusammensetzung und lässt sich abwechslungsreicher gestalten. Bieten Sie hauptsächlich Kartoffeln, Naturreis oder Vollkornnudeln und Gemüse an. Letzteres schmeckt sehr gut in gekochter Form, aber auch als Rohkost oder Salat. Zwei- bis dreimal in der Woche können Sie Ihrem Nachwuchs eine kleine Fleischbeilage und ein- bis zweimal wöchentlich Fisch servieren. Ein- bis zweimal in der Woche sollte außerdem eine vegetarische Mahlzeit aus Hülsenfrüchten oder Getreide, zum Beispiel als Eintopf, Auflauf oder Bratling, auf dem Speiseplan stehen.

? Woraus sollten sich die kalten Mahlzeiten für mein Kind zusammensetzen?

Die beiden kalten Hauptmahlzeiten, im Normalfall das Frühstück und das Abendessen, bestehen üblicherweise aus Brot, möglichst Vollkornbrot, oder Müsli (Getreideflocken) mit Milchprodukten wie Joghurt, Dickmilch oder Trinkmilch. Auch frisches Obst oder Rohkost sind Bestandteil der kalten Mahlzeiten. Verwenden Sie sparsam Margarine oder Butter als Brotaufstrich und runden Sie die Brotmahlzeit mit magerer Wurst oder Käseaufschnitt ab. Für das Müsli können Sie eine Mischung aus verschiedenen Vollkornflocken und wenigen Nüssen entweder selbst herstellen

oder fertig kaufen. Die Vollkornflocken-Mischung sollte keinen Zuckerzusatz enthalten. In jedem Fall kommen dazu frisches Obst und (fettarme) Milchprodukte. Für kleine Zwischenmahlzeiten eignen sich ebenfalls Müsli, Milchprodukte und Obst. Es spricht aber nichts dagegen, ab und zu auch einmal Gebäck, Kuchen oder einen Schokoriegel als Zwischenmahlzeit anzubieten.

? Was gebe ich meinem Kind am besten zu trinken, wenn ich es gesund ernähren möchte?

Als Getränk eignet sich sehr gut Mineralwasser, auch ungesüßter Früchte- oder Kräutertee ist sinnvoll. Eine Saftschorle aus zwei Teilen Wasser und einem Teil Saft als energiearmer Trunk kann die Mahlzeit ebenfalls ergänzen. Achten Sie darauf, dass Ihr Kind unmittelbar vor und während des Essens nicht zu viel trinkt, da die Flüssigkeit den Magen füllt und den Hunger reduzieren kann. Während der anderen Zeiten des Tages darf und sollte Ihr Spross natürlich so viel trinken, wie er will – empfohlen sind ungefähr zwei Liter am Tag, im Sommer, bei großer Hitze oder nach körperlicher Aktivität auch mehr.

? In der Werbung wird immer wieder auf spezielle „Kinderlebensmittel" hingewiesen. Sind sie für eine ausgewogene Ernährung sinnvoll?

Seit geraumer Zeit werden auf dem Markt immer mehr Produkte angeboten, die gerade für Kinder geeignet sein sollen. Viele Eltern werden dadurch verwirrt und verunsichert. Bislang fehlt eine lebensmittelrechtliche Definition von „Kinderlebensmitteln". Sind Nahrungsmittel, die in der Werbung als besonders geeignet für

Kinder angepriesen werden, wirklich so wertvoll? Die Deutsche Gesellschaft für Ernährung (DGE) sagt eindeutig: Nein. „Kinderlebensmittel" bieten laut DGE nämlich keinerlei Vorteile gegenüber herkömmlichen Lebensmitteln. Sie sind gekennzeichnet durch kleinere Portionen und häufig überteuert. Denn sie enthalten oft Beigaben wie Plastikspielzeug, Aufkleber oder Sammelbilder, die zum Kauf anregen sollen, dabei aber nur unnötige Kosten verursachen und die Umwelt belasten. Viele „Kinderlebensmittel" werden zudem in der Werbung als gesunde Zwischenmahlzeiten für Kids herausgestellt. Dabei enthalten sie häufig viel Zucker sowie Fett und können bei mangelnder Bewegung zu Übergewicht beitragen.

„Wenn ich das tue, krieg' ich dann ein Eis?"

Belohnen Sie Ihr Kind nicht mit Naschwerk! Nascherei als Belohnung ist eine weit verbreitete Erziehungsmaßnahme. Aber Vorsicht! Ganz unmerklich vollzieht sich hier eine „klassische Konditionierung". Gutes, braves Verhalten wird mit Süßigkeiten gleichgesetzt, schlechtes geht mit Verzicht einher. Süßes kann so zur Droge werden, mit der man sich später, als Erwachsener, selbst belohnt und möglicherweise Konflikte zu kompensieren versucht.

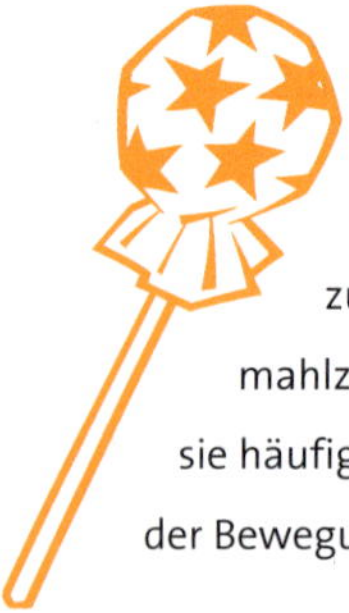

? Mein Kleinkind sträubt sich hartnäckig, Gemüse zu essen. Wie kann ich es ihm schmackhaft machen?

Die meisten Kinder sind begeistert von Pommes mit Ketchup, Hamburgern und Hot Dogs. Aber bei Obst, Gemüse und Salat verziehen sie das Gesicht. Hier zwei Empfehlungen, wie Sie Ihren kleinen Fastfood-Genießer zu vitaminreicher Kost verführen können:

- Kinder lieben Abwechslung: Die Vorlieben kleiner Kinder für bestimmte Speisen wechseln sehr schnell, manchmal schon von Tag zu Tag. Das kann an der Art der Zubereitung, der Würzung oder der Gemüsefarbe liegen oder mit der momentan herrschenden Stimmung in der Familie zusammenhängen. Auch die Einstellung von Eltern, Geschwistern oder Freunden spielt eine Rolle, denn selbst die bis vor kurzem noch heiß geliebten Möhrchen können plötzlich uninteressant werden, wenn Ihr Kind bemerkt, dass beispielsweise der Vater sie nicht mag. Streichen Sie aber bestimmte Gemüse- oder Salatsorten, die bei den Kleinen gerade nicht auf der Hitliste stehen, nicht generell vom Speiseplan, sondern bringen Sie sie mit zeitlichem Abstand und eventuell in anderer Zubereitung immer wieder auf den Tisch. Die Variationsmöglichkeiten sind dabei sehr groß: Reichen Sie eine leckere Sauce zum Gemüse, verwenden Sie andere Gewürze, streuen Sie frische Kräuter darüber oder garnieren Sie die Speisen mit einem Klecks Sahne oder Tomatenmark. Das Gemüse lässt sich auch „verstecken", indem Sie es mit Käse überbacken, in Aufläufen unterbringen oder in pürierter Form als Gemüsecremesuppe oder Saft anbieten (lesen Sie hierzu auch die Rezeptempfehlungen auf Seite 108 ff.).
- Auf spielerische Weise essen: Um Ihr Kind über seinen Spieltrieb zum Gemüseessen zu bewegen, können Sie verschiedene bunte

Gemüsestücke als Rohkost zum Knabbern anbieten und gesunde Dips aus verfeinerten Quark- und Joghurtzubereitungen dazu reichen. Ihrem Kind wird es Freude machen, die Gemüsesnacks in die Dips einzutauchen. Auch lustig verzierte Gemüse- oder Obststücke, die in einer bestimmten Form angeordnet sind, sprechen Kinder an und können das Essen in einen gemeinsamen Familienspaß umwandeln.

? Ich möchte gerne, dass mein Kind gesittet isst. Wie bringe ich ihm am besten Tischmanieren bei?

Damit das gemeinsame Essen am Tisch nicht in Chaos ausartet, bringen Sie Ihrem Nachwuchs am besten ab dem Kleinkindalter nach und nach ein paar Tischsitten bei. Vermitteln Sie sie Ihrem Kind aber eher auf spielerische Weise und seien Sie gerade am Anfang nachsichtig, wenn es mit den Tischmanieren noch nicht so recht klappen will. Eine wichtige Grundregel, die Ihr Nachwuchs nun verinnerlichen muss, ist das Stillsitzen. Vor allem sehr motorische Kinder haben die Neigung, am Tisch zu zappeln, auf dem Stuhl zu wippen oder einfach während des Essens aufzuspringen und etwas anderes zu tun. Hier sollten Sie Ihren Spross immer wieder sanft ermahnen und darauf aufmerksam machen, dass es viel angenehmer ist, wenn alle ruhig beisammen sitzen.

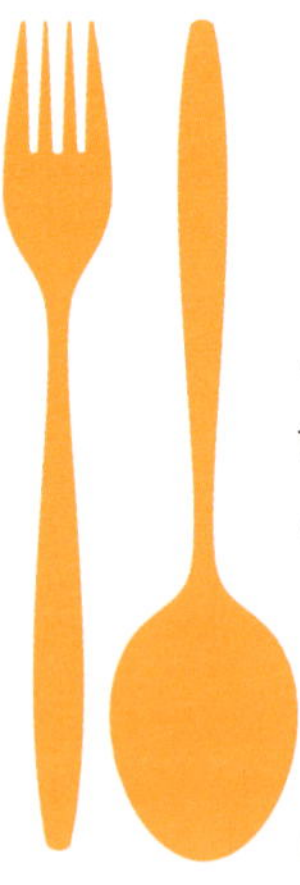

Als Nächstes sollte es dann den richtigen Umgang mit dem Besteck und den Trinkgefäßen lernen. Aber auch hier sind Ihre Geduld und Nachsicht gefordert: Schimpfen Sie Ihr Kind nicht, wenn es mit der Gabel im Essen herummanscht oder immer wieder etwas auf der Tischdecke statt im Mund landet. Zeigen Sie ihm einfach immer wieder, wie man das Besteck, die Tasse oder den Becher richtig hält und die Bissen zu Munde führt.

? Wie wichtig sind wir für unser Schulkind als Vorbilder in puncto Essen?

Ihr Kind besucht jetzt die Schule und gehört quasi schon zu den „Großen". Auch was das Essen betrifft, sind nun einige wichtige Schritte abgeschlossen und die Weichen quasi gestellt. Was Ihr Spross bis jetzt von Ihnen und seinem Umfeld an Essverhalten gelernt hat, wird er weitgehend beibehalten. Auch der Grundstein für sein Benehmen am Tisch ist bereits gelegt. Sie müssen jetzt nur noch seine Manieren etwas verbessern. Dabei haben Sie als Eltern natürlich weiterhin eine Vorbildfunktion. Auch jetzt sollte kein Familienmitglied sein Essen vor dem Fernseher einnehmen oder gar wegen Zeitmangels die Mahlzeit am Schreibtisch vor dem Computer nebenbei verspeisen.

? Unser Kind geht in die Schule und kommt zu ganz unterschiedlichen Zeiten nach Hause. Sollen wir trotzdem an unserem Ritual der gemeinsamen Mahlzeit festhalten?

Mit dem Heranwachsen Ihres Kindes verändern sich die Strukturen in der Familie, die Abläufe werden komplizierter. Oft arbeiten nun beide Elternteile, und das Kind kommt zu unterschiedlichen Zeiten von der Schule nach Hause. Es wird nun eventuell recht schwierig, eine gemeinsame Mahlzeit zu organisieren. Versuchen Sie aber trotzdem, dieses wichtige Ritual zu pflegen. Wenn es während der Woche nicht gelingt, an einem Tisch zu sitzen, dann sollten Sie dies zumindest am Wochenende tun. Denn während des gemeinsamen Essens nehmen Sie ja nicht nur Nahrung zu sich, sondern Sie kommunizieren auch. Sie berichten sich gegenseitig, was Sie erlebt haben und besprechen mitunter auch einmal das ein oder andere Problem. Diesen Austausch braucht Ihr Kind jetzt besonders, denn es ist ja vielen neuen Herausforderungen ausgesetzt und hat auch in der Schule eine gewaltige Leistung zu erbringen. Vielleicht ist es auch von kleinen Sorgen und Nöten belastet, über die es dringend reden muss.

? Ich würde mein Kind gerne zur Mitarbeit beim Kochen und in der Küche motivieren. Wie kriege ich das hin und ist das überhaupt sinnvoll?

Ab dem Schulkindalter ist es aus erzieherischen Gründen sehr sinnvoll, wenn Ihr Nachwuchs in der Küche ab und zu auch mal selbst Hand anlegt. So lernt er früh, Verantwortung für die eigene Gesundheit zu übernehmen, er setzt sich mit der eigenen Versorgung sowie der seiner Familie auseinander und erfährt, dass Mithilfe im Haushalt notwendig und nützlich ist. Zudem macht kreatives Kochen allen Kindern Freude und regt ihre Phantasie an. Ermuntern Sie Ihr Kind also immer wieder zum gemeinsamen

Kochen und Backen. Erklären Sie ihm die verschiedenen Lebensmittel, lassen Sie Ihren Sprössling die zahlreichen Zutaten kennen lernen, die verschiedenen Geschmacksrichtungen und die Art und Weise, wie Speisen zubereitet werden. Bringen Sie Ihrem Kind auch bei, wie es im Haushalt mithelfen kann, zeigen Sie ihm, wie man den Tisch hübsch deckt und eine gemütliche Atmosphäre schafft. Natürlich gehören auch der Abwasch, das Ein- und Ausräumen der Spülmaschine, das Aufräumen und Reinigen der Küche dazu.

? Mein Kind geht in die Schule und setzt sein gesamtes Taschengeld in Süßigkeiten um. Was kann ich dagegen tun?

Ihr Kind bekommt jetzt wahrscheinlich jede Woche oder jeden Monat ein kleines Taschengeld. Es ist erwiesen, dass der Löwenanteil davon bei den Kids für Süßigkeiten ausgegeben wird. Sie können das natürlich nicht ganz vermeiden, denn Ihr Kind sollte frei über sein Geld verfügen können. Jedoch darf es nichts kaufen, was seiner Gesundheit schaden könnte, zum Beispiel Alkohol oder Zigaretten. Aber das versteht es sicher. Zum Lernprozess gehört auch, dass Ihr Spross sein Geld selbst einteilt und selbst dafür verantwortlich ist, was es vom Taschengeld kauft. Machen Sie Ihrem Kind klar, dass zu viele Süßigkeiten schädlich sind und dass es vor allem nicht kurz vor dem Essen naschen sollte, weil es dann keinen Appetit mehr hat. Achten Sie darauf, dass Ihr Kind im Haushalt nicht zu viel Süßes findet, zu dem es auch noch jederzeit freien Zugang hat. Denn dann ist – genau wie für viele Erwachsene – die Versuchung viel zu groß, sich zwischendurch immer mal eine kleine Nascherei in den Mund zu schieben. Seien Sie also auch in diesem Punkt ein gutes Vorbild und verkneifen Sie sich die süßen Leckereien in Gegenwart Ihres Kindes.

? Die Kinder in der Klasse meines Kindes essen alle sehr gerne Fastfood. Ich finde das aber nicht gesund und möchte das eigentlich nicht. Wie gehe ich mit diesem Thema am besten um?

McDonald's & Co. ganz zu verbieten, ist sicher kaum möglich und auch nicht sinnvoll. Denn Verbotenes ist für viele Kinder besonders anziehend und veranlasst zum heimlichen Kauf. Vereinbaren Sie, dass Sie gelegentlich, aber nicht regelmäßig dort hingehen, wie etwa nach einem ausgedehnten Shopping-Bummel in der Stadt oder einem Jahrmarktsbesuch. Auch Kindergeburtstage sind gut geeignet, die Kleinen mal nach Herzenslust in weniger gesundem, dafür aber umso beliebteren Designer- und Fastfood schwelgen zu lassen. Und wenn solche kulinarischen Entgleisungen nur eine Ausnahme bleiben, ist dagegen auch nichts einzuwenden. Es schadet Ihrem Kind nicht.

? Mein Kind ist seit einiger Zeit in der Schule. Was sollte es jetzt essen, um ausreichend mit allen Nährstoffen versorgt zu sein?

Wie bei Klein- und Kindergartenkindern sollte auch die Ernährung von Schulkindern sowie Jugendlichen aus einer gesunden, abwechslungsreichen Mischkost bestehen:

- Milch und Milchprodukte liefern für das kindliche Knochenwachstum und andere wichtige Prozesse genügend Kalzium und Phosphat sowie Eiweiß und Vitamine.
- Fleisch, in Maßen genossen, enthält ebenfalls hochwertiges Eiweiß, das vor allem für den Energiestoffwechsel und den Muskelaufbau gebraucht wird. Darüber hinaus liefert es verwertbares Eisen, das für die Blutbildung von grundlegender Bedeutung ist.
- Seefisch ist ebenfalls eiweißreich und sehr wichtig für den Organismus. Die wertvollen Omega-3-Fettsäuren finden sich vor allem imTiefseefisch wie Hering, Makrele und Lachs. Sie spielen für das Immunsystem sowie bei vielen Stoffwechselvorgängen eine bedeutende Rolle. Dazu kommt noch, dass Seefisch eine gute Aufnahmequelle für Jod ist, ein Spurenelement, das für die Produktion lebenswichtiger Schilddrüsenhormone gebraucht wird.

Info

Schulkinder sollten fünf kleinere Mahlzeiten täglich zu sich nehmen. Dabei kann die Gesamtenergie folgendermaßen über den Tag hinweg verteilt werden: erstes Frühstück etwa 20 Prozent, zweites Frühstück zirka 15 Prozent, Mittagessen 30 Prozent, Zwischenmahlzeit etwa 10 Prozent und Abendessen die restlichen 25 Prozent.

- Achten Sie auch darauf, dass Ihr Kind genügend Flüssigkeit zu sich nimmt. Die Kinder müssen im Vergleich zu Erwachsenen sogar noch mehr trinken. Ideale Durstlöscher sind Trinkwasser, Mineralwasser, Kräuter- und Früchtetees sowie verdünnte Fruchtsäfte ohne Zuckerzusatz.

? Warum sind das Frühstück und kleine Snacks für zwischendurch so wichtig für Schulkinder?

Ihr Nachwuchs braucht am Vormittag in der Schule viel Energie, um sich gut konzentrieren und den Lehrstoff aufnehmen zu können. Ein hochwertiges Frühstück liefert die notwendige Power. Es füllt die über Nacht geleerten Kohlenhydratspeicher wieder auf und erhöht die Konzentration des Blutzuckers (Glukose), der vor allem für die Gehirn- und Nerventätigkeit dringend benötigt wird und so für die geistige Leistungsfähigkeit unabdingbar ist. Auch die Zwischenmahlzeit während der Schulpause und nachmittags dürfen Sie aus diesem Grund keinesfalls vernachlässigen. Ein gesunder Pausen-Snack erhält die Konzentrations- und Leistungsfähigkeit den ganzen Vormittag beständig aufrecht. Denn aufgrund geringerer Energiespeicher sind die Kapazitäten von Kindern schneller erschöpft als die von Erwachsenen. Bei mangelnder Nährstoffzufuhr lässt die Konzentration und Aufmerksamkeit Ihres Kindes daher rasch und deutlich nach. Durch kleine Zwischenmahlzeiten lassen sich Leistungstiefs am Vormittag in der Schule und auch am Nachmittag zur Hausaufgabenzeit verhindern.

? Mein Kind will einfach nicht frühstücken und sagt, es habe keinen Hunger. Was kann ich da tun?

Achten Sie zunächst auf eine stressfreie Atmosphäre beim Frühstück. Denn wenn Kinder gehetzt sind, weil fürs Frühstück nur wenig Zeit ist, da der Schulbus gleich fährt, oder wenn sie aufge-

Tipp

Bei kleinen Frühstücksmuffeln hilft manchmal ein Becher Kakao oder ein anderes Milchgetränk. Milch gilt nicht als Getränk, sondern als Nahrungsmittel, sie liefert viele wertvolle Nähr- und Vitalstoffe, die Ihrem Kind Kraft und Energie geben. Vielleicht können Sie es überreden, zwei Becher zu trinken? Probieren Sie auch aus, ob Ihr Spross eventuell Müsli oder Cornflakes mit Milch mag.

regt sind, weil vielleicht eine Klassenarbeit ansteht, kann das den Appetit bremsen. Kinder wollen in solchen Situationen oft nichts essen. Stehen Sie deshalb lieber eine Viertelstunde früher auf, damit genügend Zeit zum Zähneputzen, Anziehen und eben auch fürs Frühstück bleibt. Sorgen Sie zudem für eine gemütliche Atmosphäre und bieten Sie Ihrem Kind immer wieder andere Nahrungsmittel an: eine Scheibe Brot, eine Brezel, vielleicht ein Ei, etwas Wurst, Käse oder Honig oder einen Joghurt. Bestimmt wird es – wenn es genügend Zeit und Ruhe hat – sich nach und nach fürs Frühstück erwärmen lassen und gewisse Vorlieben entwickeln.

? Es kommt häufiger vor, dass mein Kind sein Pausenbrot wieder mit nach Hause bringt. Was hilft?

Bleiben Sie zunächst ganz gelassen. Wenn Ihr Nachwuchs sonst regelmäßig zu den Mahlzeiten isst, auch Gemüse, Obst und ab und zu etwas Fleisch, dann bekommt es in jedem Fall genügend Nährstoffe, um gut zu gedeihen. Vielleicht geben Sie Ihrem Kind einfach zu viel mit und erwarten zu sehr, dass es immer alles auf-

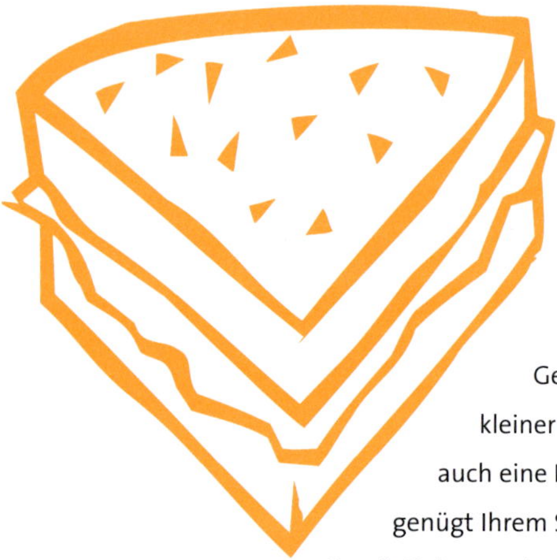

isst? Versuchen Sie, ihm nur eine kleine Portion einzupacken, vielleicht nur einmal ein Stück Lieblingsobst oder ein paar Gemüseschnitten? Ein kleiner Trinkjoghurt wäre auch eine Idee. Möglicherweise genügt Ihrem Spross ein Mini-Snack. Es kann sein, dass er nach ein paar Tagen, wenn er so auf den Geschmack der Pausenmahlzeit gekommen ist, mehr mitnehmen möchte, weil die Klassenkameraden auch immer viel mehr eingepackt bekommen. Doch Vorsicht! Geben Sie Ihrem Kind keinesfalls Schokolade oder Kekse mit, nur damit es irgendetwas in den Magen bekommt. Denn dies gibt nur kurzzeitig Kraft und ist ansonsten nicht sehr nähr- und vitalstoffreich! Es handelt sich bei Süßigkeiten um so genannte leere Kalorien, das heißt, die Inhaltstoffe sind im Wesentlichen keine guten Energielieferanten, die in den Zellen optimal verarbeitet werden und auch dem Gehirn die fürs Lernen so wichtige Glukose bereitstellen (Ausnahmen bilden die geringen Anteile an Milch und Kakao in Schokolade). Deshalb sollten solche Leckereien für die Schulpause eine Ausnahme bleiben.

? In der Schule meines Kindes soll ein Ernährungsunterricht eingeführt werden. Ist dieser Unterricht wirklich wichtig?

Vor dem Hintergrund, dass die Zahl der übergewichtigen Kids in den vergangenen Jahren rapide in die Höhe schnellte, wird die Notwendigkeit des Themas Ernährung in Schulen besonders deutlich. Eine vollwertige Ernährung im Alltag der Schüler lässt sich leicht umsetzen, wenn ein gezielter Ernährungsunterricht erfolgt. Und vor allem bringt dieser Unterricht den Schülern einen großen Spaßfaktor.

Jedes Kind weiß zwar, dass Gemüse und Obst gesund sind. Bereitet es aber einen frischen Obstsalat oder ein „cooles" Erfrischungsgetränk mit Erdbeeren, Mangos und Pfirsichen selbst zu, nimmt es die gesunde Kost auch gerne zu sich.

Deshalb wird in immer mehr Schulen zum Umdenken angeregt und dies auch von Elternseite unterstützt: Es ist nämlich wenig hilfreich und glaubwürdig, wenn Kinder eine gesundheitsfördernde Ernährung lernen, der Schulkiosk aber nur Süßigkeiten, Limonade, Cola und Fastfood anbietet oder eine Verpflegung in der Mittagspause bei Ganztagsunterricht gar nicht möglich ist.

Mittlerweile gibt es in der Bundesrepublik schon mehrere Einrichtungen, die sich gezielt für eine gesunde Verpflegung in Kindertagesstätten und Schulen einsetzen.

Auch Elterninitiativen sind hier sehr gefragt. Vor allem in Kitas wird die Mittagsverpflegung nicht selten von Eltern teilweise oder sogar ganz organisiert, und deshalb ist es wichtig, dass sich auch die Mütter und Väter mit dem Thema „gesunde Kost für die Kids" auseinandersetzen.

Tipp

Die Zwischenmahlzeiten in der Schule müssen wahrlich nicht immer nur aus langweiligen Käse- oder Wurstbroten bestehen. Überraschen Sie Ihren Sprössling mit leckeren, gesunden Pausensnacks, die pfiffig zubereitet und nett anzuschauen sind. Sie werden sehen, die Kameraden beneiden Ihr Kind um seinen Power-Pausen-Snack. Das spornt den Nachahm-Effekt an, die anderen werden bald darauf mit ähnlichen gesunden Zwischenmahlzeiten aufwarten und ihrem Ideenreichtum freien Lauf lassen. Mit einer raffinierten Brotzeit im Gepäck geht Ihr Kind bestimmt lieber in den Kindergarten oder in die Schule und freut sich dann auf die Pause umso mehr. Witzig sind zum Beispiel bunte Obstspieße, auf denen Sie farbenfrohe Fruchtstücke aneinanderreihen können. Auch ein Stück eines Früchteriegels (zum Beispiel aus Frucht- und Nussmark) darf sich dazwischen verbergen. Diese Spieße lassen sich auch mit herzhaften Zutaten ausstatten, etwa mit kleinen – mundgerecht zurechtgeschnittenen – Käseecken (gut geeignet sind Parmesan, Bergkäse oder Emmentaler, die sehr viel Kalzium enthalten), Gemüsestücken (wie Paprika, Möhren oder Frühlingszwiebeln), Minisalamis oder selbst zubereiteten Mini-Hackfleischbällchen.

Probleme mit dem Essen

? Mein Kind isst permanent zu viel. Dadurch wiegt es schon jetzt mehr, als ihm guttut. Was kann ich dagegen tun?

Radikale Diäten, Crashkuren oder gar Verbote helfen hier nicht. Eine der wichtigsten Maßnahmen zur Regulierung von Übergewicht ist die Änderung der Ernährungsgewohnheiten. Damit das auch wirklich klappt, sollte die ganze Familie in die Umstellung miteinbezogen werden. Sie als Eltern sind das Vorbild für Ihr Kind und müssen mit gutem Beispiel vorangehen. Oft haben Eltern eine tief verwurzelte Sorge, ihr Kind würde zu wenig essen; daher zwängen sie ihm die Nahrung geradezu auf. Normalerweise isst ein Kind dann, wenn es Hunger hat, und unbewusst holt es sich das, was sein Körper braucht. Mütter und Väter müssen also lernen, auf diese biologische Selbstregulation ihrer Kinder zu vertrauen, und hierfür sollten sie für ihre Kinder in Kühlschrank und Küche möglichst ausschließlich eine breite Palette an vollwertigen, vitamin- und mineralstoffhaltigen Nahrungsmitteln bereithalten.

? Mein Kind ist zu dick. Welche Sportarten eignen sich zur Gewichtsregulierung?

Besonders geeignet für „Pummelchen“ sind Sportarten wie Schwimmen oder Radfahren, bei denen das Gewicht getragen wird. Aber es ist auch schon gut, einfach mit dem Hund spazieren zu gehen oder auf dem Spielplatz herumzutoben. Ihr Kind sollte sich regelmäßig mehrmals in der Woche am besten draußen bewegen. Das stärkt die Abwehrkräfte und lässt die Pfunde purzeln. Wenn Ihr Kind den Erfolg erlebt und sieht, wie es dünner wird, dann wächst bestimmt auch seine Motivation, solch ein regelmäßiges Bewegungsprogramm beizubehalten.

? Was kann ich tun, wenn mein Kind eine kleine Naschkatze ist?

Zunächst ist ganz wichtig: Sprechen Sie keine Verbote aus wie „Finger weg von der Schokolade!". Süßigkeiten sind von je her ein Streitpunkt in der Familie. Soll man sie einfach verbieten? Nein! Denn das macht die Leckereien nur noch attraktiver. Kinderernährungsexperten raten zu gemäßigtem Konsum statt rigider Verbote. Steuern Sie also die Nascherei etwas. Geben Sie Ihrem Kind zum Beispiel eine Tafel Schokolade und sagen Sie ihm, diese müsse eine ganze Woche lang reichen. Sie werden sich wundern, was passiert: Wenn Ihr Spross nämlich schon diese kleine Verantwortung übernehmen darf und selbst entscheiden kann, wann er seine Süßigkeit genießt, wird er plötzlich sparsam und fängt an, sich die Menge einzuteilen. Schon ist der Effekt des Maßhaltens erreicht.

? Mein Kind beruhigt sich schnell, wenn ich ihm als Trost etwas Süßes gebe. Warum ist Essen als Seelentröster so problematisch?

Beherzigen Sie bitte auch die Regel: Süßes ist nicht zum Trösten da und dient auch nicht als Belohnungssystem. Eine halbe Tafel Schokolade, ein Stück Sahnetorte, ein paar Pralinen – Süßigkeiten helfen gegen Kummer und Sorgen, denn sie enthalten Botenstoffe im

Gehirn, die fröhlich stimmen und für gute Laune sorgen. So erzeugen sie ein Gefühl von Zufriedenheit und Ausgeglichenheit. Aber Vorsicht! Essen und vor allem der Konsum von Süßigkeiten dürfen keinesfalls als Trostpflaster benutzt werden! Es besteht sonst nämlich die Gefahr, dass Ihr Kind lernt, schwelende Konflikte, die in der Schule und dann vor allem während der Pubertät öfter auftreten können, mit Essen zu kompensieren und sich auf diese Weise Kummerspeck anzufuttern. Und häuftig behält es dieses Verhalten dann sein Leben lang bei.

Info

Krankhaft ist Übergewicht dann, wenn zum Beispiel Stoffwechselstörungen vorliegen. In den meisten Fällen sind aber eine falsche Ernährung und ungesunde Lebensgewohnheiten daran schuld. Hinzu kommt noch mangelnde Bewegung. Anstatt draußen herumzutoben und bei Spiel und Sport Kalorien zu verbrennen, sitzen viele Kids stundenlang vor dem Fernseher oder Computer. Die Fachwelt ist sich zwar einig, dass eine gewisse „genetische Disposition“, also eine erbliche Veranlagung, weitgehend darüber entscheidet, ob ein Kind rank und schlank bleibt oder dick wird, aber diese Tatsache sollte Sie als Eltern nicht mutlos machen. Sagen Sie auf keinen Fall „da ist sowieso nichts zu machen“ oder „es ist alles vorprogrammiert“, sondern versuchen Sie, aktiv etwas für das Idealgewicht Ihres Kindes zu tun. Das Gewicht Ihres Kindes lässt sich nämlich sehr wohl beeinflussen, und zwar umso besser, je früher Sie damit beginnen.

? Mein Kind isst nur widerwillig und viel zu wenig. Was kann ich tun, um ihm das Essen schmackhafter zu machen?

Es gibt Kinder, die zu den Mahlzeiten wirklich nur Miniportionen zu sich nehmen, manchmal sogar überhaupt nichts essen. Sie sind meist extrem schlank und wirken sehr schmal. Mitunter leiden Kinder mit einem sehr niedrigen Körpergewicht an schlechter Konzentration, Kraftmangel und zu wenig Durchhaltevermögen. Die Empfehlung lautet in einem solchen Fall: Motivieren Sie Ihr Kind so geschickt zum Essen, dass es Freude daran

Info

Manche Kinder essen ganz normal, sind aber trotzdem sehr schmal. Das hat etwas mit ihrer körperlichen Konstitution zu tun, das heißt, ein bestimmtes Körpergewicht ist von der Natur her festgelegt und lässt sich durch die Menge der Nahrungszufuhr kaum beeinflussen. Die Eltern von solchen Kindern meinen immer, ihr Kind äße zu wenig. Dem ist aber nicht so, denn wenn es mehr Kalorien zu sich nähme, hätte es dennoch das gleiche niedrige Gewicht. Es gibt auch keine wissenschaftlichen Belege dafür, dass ein Gewicht, das sich an der unteren Normgrenze bewegt, ein gesundheitliches Risiko darstellt – vorausgesetzt die Nahrung Ihres Kindes ist ausgewogen und vollwertig zusammengestellt.

bekommt und es auch als geselliges Ereignis ansieht. Kochen Sie beispielsweise mit ihm zusammen leckere Gerichte (siehe Seite 108 ff.), die dann den übrigen Familienmitgliedern serviert werden. Scheuen Sie sich auch nicht, Ihrem Spross immer mal wieder sein Lieblingsgericht zuzubereiten. Wenn das beispielsweise Spaghetti mit Tomatensoße sind, können Sie ja mit kleinen Extrazutaten sowie Garnierungen, etwa mit würzigen Küchenkräutern, etwas Abwechslung ans Gericht bringen. Sorgen Sie außerdem dafür, dass sich Ihr Kind möglichst viel an der frischen Luft bewegt. Denn körperliche Aktivität macht hungrig. Auch Nahrungsergänzungen wie etwa Multivitaminsäfte, die wichtige Nähr- und Vitalstoffe liefern, geben dem jungen Körper Power.

? Mein Kind mäkelt ständig am Essen herum. Ich kann es ihm nicht recht machen. Was hilft?

„Die Suppe mag ich nicht", „Ich will keine Kartoffeln!", „Bäh, das Fleisch schmeckt ekelig!" Kinder sind in puncto Essen oft sehr wählerisch und überkritisch. Manche Sprösslinge treiben diese notorische Ablehnung von nahezu allem, was ihnen angeboten wird, wirklich auf die Spitze. Die erste Regel heißt hier: Grenzen setzen! Ein Kind darf den Familientisch nicht zum Schauplatz für Machtkämpfe machen. Geben Sie Ihrem Sprössling klar zu verstehen, dass es beim gemeinsamen Essen bestimmte Regeln gibt und dass sich alle Familienmitglieder daran zu halten haben – auch die Kleinsten. Am besten lernen Kinder schon etwa ab dem zweiten Lebensjahr, dass Essenszeiten und Tischmanieren immer beachtet werden, dann kommt es erst gar nicht zu solchen Konflikten. Wenn Ihrem Kind das Essen, das es gibt, nicht schmeckt, muss es eben die Mahlzeit auslassen, eine „Extrawurst" darf ihm keinesfalls gebraten werden. Und Süßes wird dann schon gar nicht gereicht. Der Hunger ist bei der nächsten Mahlzeit umso größer, und Sie werden sehen, sie schmeckt Ihrem Nachwuchs ganz vorzüglich – zumindest wenn diese liebevoll und vielleicht auch in Absprache mit dem Kind zubereitet ist. Und Ihr Kind wird an Ihrer konsequenten Haltung merken, dass die gemeinsamen Mahlzeiten eine große Bedeutung in Ihrer Familie haben und dies mit der Zeit auch akzeptieren. Außerdem spürt es unbewusst, dass die Gemeinsamkeiten eine wichtige Struktur darstellen, die ihm Halt und Sicherheit geben.

? Mein Kind zappelt am Tisch herum und kann keinen Augenblick stillsitzen. Wie kann ich hier Abhilfe schaffen?

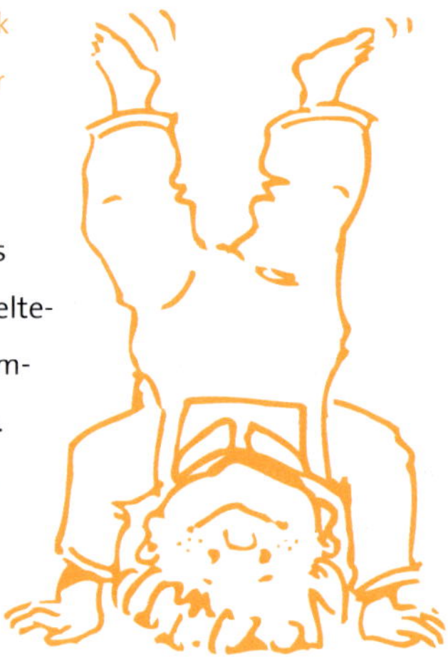

Dass Kinder häufig Mühe haben, ruhig am Tisch zu sitzen, ist nichts Ungewöhnliches und hat nur in selteneren Fällen mit einer Aufmerksamkeitsdefizitstörung (ADHS) zu tun. Vielmehr liegt dieser Problematik viel häufiger ein inkonsequenter Erziehungsstil zugrunde, vor allem wenn Sie zu nachgiebig

Info

Ein weit verbreitetes Problem ist heute, dass viele Kinder keine innere Ruhe haben, womöglich hyperaktiv sind und wie ein „Zappelphilipp" ständig auf ihrem Stuhl hin und her rutschen – sowohl in der Schule als auch zu Hause am Esstisch. Nicht selten liefern Sie ihnen als Eltern dafür ein (negatives) Vorbild. Sie nehmen sich selbst keine Zeit, in Ruhe zu essen, sind unkonzentriert, lesen während des Essens die Zeitung oder schauen gar fern. Seien Sie auch in diesem Punkt Ihrem Kind ein Vorbild. Dann wird es leichter lernen, wie man sich richtig bei Tisch verhält.

sind und Ihren Sprösslingen „unfeine" Tischsitten zu häufig durchgehen lassen. Der Familientisch artet dann schnell zur „Spielwiese" aus, die Kleinen wippen auf dem Stuhl, ziehen an der Tischdecke, spielen mit dem Besteck, stochern im Essen, verschütten die Getränke. Manche springen sogar unvermittelt auf, wenden sich anderen Dingen zu und lassen sich nicht mehr an den Tisch zurückbringen. Auch hier gilt es, Strukturen zu schaffen und Regeln aufzustellen, auf deren konsequente Einhaltung Sie unbedingt achten müssen. Kinder brauchen eine Familienordnung, sie benötigen einen bestimmten Rahmen, in dem sie sich wohl fühlen und Geborgenheit spüren. Wenn dies nicht gegeben ist, dann agieren sie so, wie sie gerade wollen. Manchmal werden sie sogar zu kleinen Tyrannen. Welche Regeln Sie am besten festsetzen und wie Sie eine gemeinsame Tischordnung schaffen, erfahren Sie im nächsten Kapitel.

In vielen Familien hat das gemeinsame Essen als festes Ritual seine Bedeutung völlig verloren oder ist sogar weitgehend aufgelöst. Genauso wie auch andere Aktivitäten, die in Familien früher gang und gäbe waren: so etwa Spiele zu spielen, miteinander zu musizieren, einen schönen Ausflug zu machen, miteinander Fahrrad zu fahren, schwimmen zu gehen oder einfach nur zu reden. Hier fehlt Kindern häufig der nötige (Zusammen-)Halt und damit auch die Sicherheit, sich innerhalb der Familie aufgehoben und sicher und geborgen zu fühlen. Das hat Auswirkungen auf die soziale Kompetenz der Kinder, einer wichtigen Fähigkeit, die sie in frühem Kindesalter bereits erlernen sollten. Es ist die Fähigkeit, den Kontakt mit anderen Menschen zu pflegen, positive Beziehungen aufzubauen, Respekt, Achtung und Toleranz zu zeigen und sich in eine Gruppe einzufinden. Da diese Fähigkeiten von so großer Bedeutung für Ihr Kind sind, sollten Sie darauf achten, ihm möglichst viele Gelegenheiten für gemeinsame Erfahrungen und einem Zusammensein mit der Familie, mit Freunden und Verwandten zu geben.

Im Übrigen lieben es Kinder, in einer Gruppe zusammen mit anderen etwas zu unternehmen, vor allem gemeinsam zu essen und zu spielen. Jede Mutter und jeder Vater kennt die Begeisterung der Kleinen, wenn beispielsweise an einem Geburtstag eine Festtafel hergerichtet wird oder an einem Sonntag Freunde zum Essen eingeladen werden und alle gemeinsam an einem Tisch sitzen und es sich gut gehen lassen.

Spaß am Tisch

? Wir möchten gerne unsere gemeinsamen Mahlzeiten am Tisch genießen. Welche Regeln sollten für mein Kind gelten?

Zunächst sollten Sie eine grundsätzliche, prinzipiell ganz einfache Regel beherzigen: Was auf den Tisch kommt, bestimmen im Großen und Ganzen Sie, wie viel Ihr Kind isst oder ob es eventuell überhaupt nichts isst, darf es selbst entscheiden. Eine zweite Regel lautet: Die gemeinsamen Mahlzeiten am Tisch, die Sie für Ihre Familie festgelegt haben, sind von Ihrem Sprössling einzuhalten (wobei natürlich Ausnahmen die Regel bestätigen). Machen Sie Ihrem Kind klar, dass Ihnen das gemeinsame Essen am Tisch wichtig ist, und lassen Sie sich auf keine Diskussionen ein, wenn es darum geht, außerhalb der Mahlzeiten (und Zwischenmahlzeiten) etwas zu essen. Damit haben Sie schon eine gute Basis für ein stressfreies Essverhalten Ihres Kindes und eine Ordnung innerhalb der Familie geschaffen.

? Mein Kind versucht ständig zu bestimmen, was es zu essen gibt und was nicht. Wie vermeide ich Essen nach dem Diktat meines Kindes?

Wie problematisch es für Eltern sein kann, wenn die Kinder immer am Essen herummäkeln, und wie wichtig es ist, dass den Kleinen da unbedingt Grenzen gesetzt werden, haben Sie ja schon im vorigen Kapitel gelesen. Nicht minder schwierig ist die Situation, wenn Ihr Kind vorschreibt, was Sie als Familie zu essen bekommen, und sich nicht an Ihre gesunden Ernährungsgewohnheiten hält. Das dürfen Sie keinesfalls akzeptieren! Es gibt auch Fälle, in denen der

Nachwuchs immer nur das Gleiche zu essen wünscht. Oder Sie schlagen immer wieder ein gesundes Essen vor, Ihr Kind lehnt dies aber kategorisch ab, und gibt stattdessen quasi seine eigene „Bestellung" auf. Hier gilt: Hin und wieder darf sich Ihr Kind seine Lieblingsspeise wünschen, die Sie ihm dann auch kochen. Das sollte aber ausdrücklich so besprochen und etwas Besonderes sein; Ihr Kind sollte nicht „im Alleingang" durchsetzen, was auf den Tisch kommt, und womöglich noch den Rest der Familie und den Koch/die Köchin überstimmen. Ihr Kind muss diesen „kleinen Unterschied" zwischen Regeln und besonderen Ausnahmen genau kennen. Sollte Ihr Spross aber doch versuchen, mit Ihnen ein Machtspielchen zu spielen, dürfen Sie sich gar nicht erst darauf einlassen. Auch wenn er sich weigert, überhaupt etwas zu essen, nehmen Sie das einfach gelassen hin und vertrauen auf seine natürlichen Hungergefühle. Lassen Sie Ihren Spross bei Tisch sitzen, auch wenn er nicht essen möchte. Sein Teller darf leer bleiben. Wenn Sie merken, dass Ihr Kind beim Essen die Oberhand gewinnen möchte und

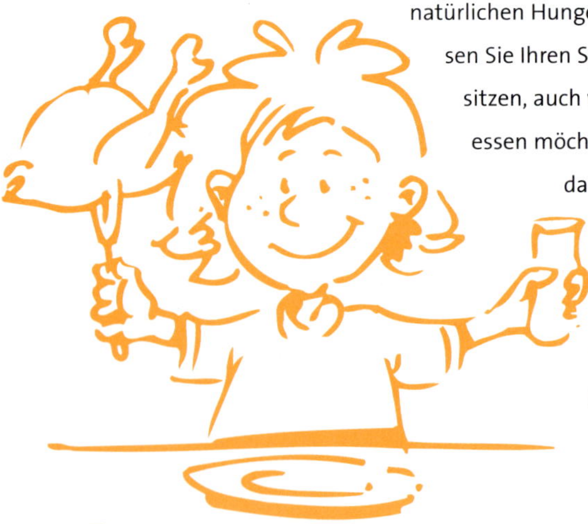

am liebsten selbst bestimmt, was auf den Tisch kommt, dann können Sie es auch in die Essensvorbereitungen einbeziehen. Besprechen Sie mit ihm, was allen schmecken könnte, und nehmen Sie es mit zum Einkaufen. Aber auch hier treffen Sie die letzte Entscheidung immer selbst.

? Warum ist es so wichtig, auf regelmäßige Essenszeiten zu achten?

Wenn Sie zu nachsichtig sind und nicht auf die Einhaltung fester Mahlzeiten bestehen, ist das Risiko groß, dass Ihr Sprössling seinen Hunger ganz nach Belieben stillt, etwa morgens aufs Frühstück verzichtet, sich dafür aber dann am Schulkiosk mit Schokoriegeln eindeckt oder sich statt eines richtigen Mittagessens Pommes und Hamburger in einem Fastfood-Restaurant einverleibt. Dies bringt natürlich die ganze Familienstruktur durcheinander, ganz abgesehen davon, dass die Kinder oft keine gesunde, abwechslungsreiche Nahrung bekommen, wenn sie sich selbst überlassen sind. Geht es nach dem Geschmack der Kinder, besteht die Nahrung ohnehin hauptsächlich aus Fastfood und Süßigkeiten. Und sehr oft wird dies auch noch direkt aus dem Kühlschrank gegessen. Gute Tischsitten, eine gemütliche, entspannte Atmosphäre, interessante Gespräche und andere wichtige Rituale finden dann nicht mehr statt. Ihr Kind lernt überhaupt keine Regelmäßigkeit, seinem Tagesablauf fehlt die Struktur. Dies wirkt sich mit Sicherheit auch auf andere Bereiche Ihres Familienlebens aus, beispielsweise auf gemeinsame Unternehmungen, auf das Lernen und die dazugehörige Konzentration. Zu einem erfolgreichen Alltag gehören ja nun einmal Regeln und Regelmäßigkeiten.

Tipps

Es ist gar nicht so leicht, ein Kind dazu zu bewegen, am Tisch sitzen zu bleiben, wenn es längst schon etwas anderes vorhat. Die folgenden Tipps helfen Ihnen, den Alltag Ihres Sprösslings zu strukturieren, vor allem was seine Ernährung betrifft:

- Erklären Sie Ihrem Spross, dass Ihnen das gemeinsame Essen am Tisch wichtig ist, und fordern Sie ihn freundlich, aber bestimmt auf, an der Familienmahlzeit teilzunehmen.
- Lassen Sie sich auf keine Diskussionen ein, wenn es darum geht, außerhalb der Mahlzeiten etwas zu essen. Kaufen Sie ihm keinesfalls vor dem Essen beim Bäcker ein Stück Pizza! Bleiben Sie da immer konsequent. Wenn es nörgelt, dann soll es das ruhig tun, aber Sie bleiben bei Ihrer klaren Absprache!
- Gehen Sie stattdessen mit Ihrem Kind gemeinsam im Supermarkt einkaufen. Erklären Sie ihm die vielfältigen Gemüse- und Obstsorten. Nun hat Ihr Spross die Gelegenheit, auch mit zu entscheiden, was zu Hause auf den Tisch kommt. Überlegen Sie zusammen, wie Sie ein leckeres Gericht zusammenstellen können. Das regt die Kreativität und Neugier Ihres Kindes an, und es hat dann umso mehr Lust auf das eigens komponierte Mahl. Ihr Kind lernt so, das gemeinsame Essen am Tisch als wichtiges, schönes Ritual anzusehen.

? Man hört immer, Eltern hätten beim Essen eine wichtige Vorbildfunktion. Wie ernst muss ich das nehmen?

Sie sind das beste Vorbild für Ihr Kind und Sie sollten es auch sein! Selbst wenn es noch so verlockend ist, sich am Abend gemütlich mit einer Tüte Kartoffelchips und einem Bierchen vor den Fernseher zu setzen, sollten Sie das nicht tun – sich selbst und Ihrem Kind zuliebe! Denn zum einen ist das für Sie ganz und gar nicht gesund, da Sie ja, wenn Sie beim Fernsehen oder gar vor dem Computer nur „passiv" essen, automatisch viel mehr essen als Ihnen eigentlich guttut und die normale Kontrolle und Selbstregulation so außer Kraft gesetzt wird. Darüber hinaus entsprechen Chips oder Cracker ja auch nicht gerade den ernährungswissenschaftlichen Empfehlungen für eine gesunde Ernährung. Zum anderen ist das aber auch für Ihr Kind ausgesprochen ungesund. Denn warum sollte es, wenn Sie selbst solche Dinge gerne essen, dann darauf verzichten? Machen Sie aus solchen Fernsehabenden allenfalls eine besondere Zeremonie im Ausnahmefall. Ihre Vorbildfunktion gilt natürlich auch in puncto Süßigkeitenkonsum. Denn wie soll man Ihnen, wenn Sie beim Konditor zwei riesige Eis verputzen, zu Hause gehorchen, wenn es heißt „Erst das Gemüse essen, dann gibt es einen kleinen Nachtisch."? Und wie wollen Sie glaubhaft sein, wenn Sie irgendwann einmal sagen, dass es jetzt kein Eis gibt oder höchstens ein kleines, weil es ungesund ist, dick macht und die Zähne schädigt? Und warum klagen Sie über kleine Fettpölsterchen auf den Hüften, wenn Sie am Sonntagnachmittag beim Konditor genüsslich eine Torte vertilgen? Solche Fragen stellen Ihre Kinder sicher früher oder später. Das ist ganz normal.

? Dürfen kleine „Sünden" ab und zu mal sein?

Wichtig ist, dass Ihr Nachwuchs den großen Unterschied kennt zwischen den besonderen Ausnahmen und dem Alltag. Das gilt für jegliche ungesunde Nahrung wie Fastfood und alle süßen Schlemmereien. Natürlich müssen Sie ein gutes Vorbild sein, aber Ihre Kinder dürfen auch erleben, dass solche kleinen Sünden, die einfach Spaß machen und zudem noch als gesellschaftliches Ausnahmeereignis zelebriert werden, durchaus erlaubt sind. Auch Geburtstag feiert jeder von uns schließlich nur einmal im Jahr. Und wenn da mal über die Stränge geschlagen wird, aber danach wieder die alte Disziplin einkehrt, ist das völlig in Ordnung und nicht allzu schädlich für die Gesundheit.

Tipp

Reichen Sie zu Salzstangen ein paar knackige Apfelschnitze oder tauchen Sie rohes Gemüse in einen Joghurt-Dip, dann ist ein Fernsehabend mit kleinen Leckereien gar nicht mal so ungesund.

? Ich neige dazu, beim gesunden Essen überfürsorglich zu sein. Wie kriege ich das in den Griff?

Viele Eltern machen sich bezüglich des Ernährungsverhaltens ihrer Kinder einfach zu viele Sorgen. Die einen sind der Überzeugung, ihr Kind esse zu viel, die anderen meinen, es esse zu wenig. Eltern mit Sorge vor Übergewicht versuchen mit aller Macht, das Kind zu maßvollerem Essen zu bewegen. Sie rationieren die Portionen oder streichen sie sogar ganz. Eltern von vermeintlich unterernährten Kids wollen um jeden Preis erreichen, dass ihr Spross mehr isst und an Gewicht zulegt. Sie üben dann Druck aus und reden ihrem Kind immer wieder ein, es müsse mehr zu sich nehmen, um stark und leistungsfähig zu sein. Sie stellen ihm einen bis zum Rand gefüllten Teller hin und zwingen es manchmal sogar zum Essen, obwohl das Kind keinen Appetit hat. Beides ist völlig falsch.

Für die kleinen Vielesser gilt: Ihr Spross soll sich satt essen – aber an Lebensmitteln, die nach der Ernährungspyramide gesund sind. Achten Sie beim Einkaufen und bei der Zubereitung der Nahrung auf eine ausgewogene Mischkost. Verbieten Sie Süßigkeiten und Fastfood nicht, aber begrenzen Sie solche Nahrungsmittel. Lassen Sie vor allem Zuckerwaren nicht einfach so herumliegen. Wenn Sie mit Ihrem Kind zusammen einkaufen, darf es sich jedoch durchaus auch einmal ein paar Gummibärchen oder etwas Schokolade aussuchen. Die Naschereien sollen dann für einen bestimmten Zeitraum ausreichen, Ihr Nachwuchs darf sich den Verzehr selbst einteilen. Vermeiden Sie auch Kritik. Wenn Ihr Kind aus

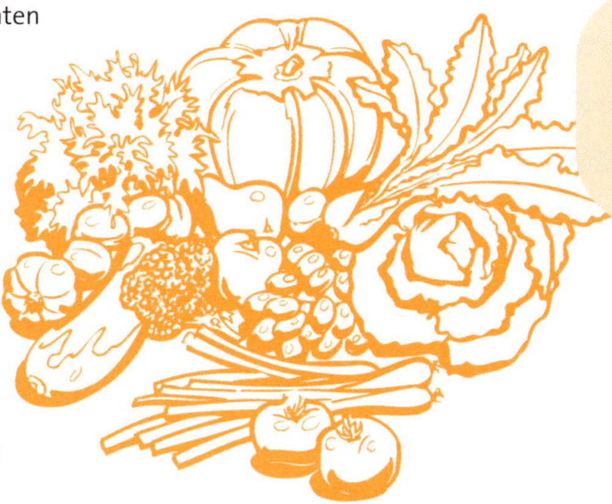

irgendwelchen Gründen zu dick wird, dürfen Sie ihm das keinesfalls ständig „aufs Butterbrot schmieren". Denn dadurch wird es unsicher und isst womöglich umso mehr – vielleicht obendrein noch mit einem schlechten Gewissen.

Für die kleinen Wenigesser gilt: Stellen Sie vielfältiges Essen auf den Tisch; bieten Sie es Ihrem Kind an, seien Sie aber nicht enttäuscht, wenn es keinen Hunger hat oder meint, es sei nichts nach seinem Geschmack dabei. Ihr Kind sollte während der gemeinsamen Mahlzeit am Tisch sitzen bleiben, es braucht aber nicht unbedingt etwas zu essen. Auch das Beisammensein ist wichtig. Nutzen sie die Zeit, um miteinander zu reden und vielleicht schöne Pläne zu schmieden. Diskutieren Sie nicht übers Essen. Unterlassen Sie auch kritische Bemerkungen und bemängeln Sie nicht die Figur oder das Gewicht Ihres Sprösslings. Bemerkungen wie „Wenn du so wenig isst, wird nichts aus dir" dürfen Sie keinesfalls machen.

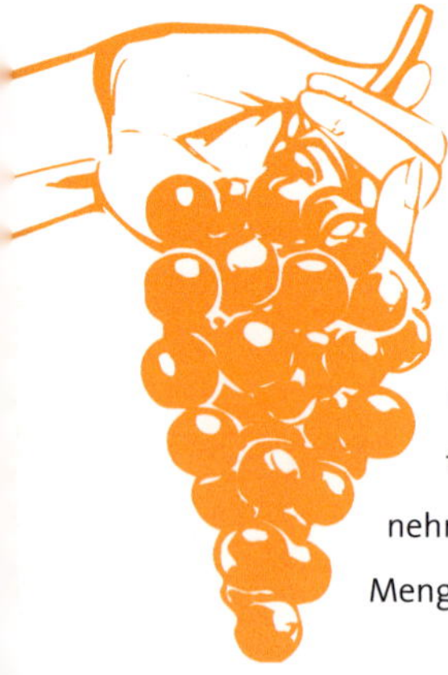

Wenn Sie schon wissen, dass Ihr Kind wie ein Piepmatz isst, dann füllen Sie seinen Teller nicht zu voll. Zu große Portionen erzeugen womöglich Ablehnung, das Kind wird buchstäblich schon vom Ansehen der großen Nahrungsmengen satt. Geben Sie Ihrem Spross besser nur kleine Portionen oder lassen Sie ihn – falls er groß genug dafür ist – selbst das Essen nehmen. Er darf alleine herausfinden, welche Menge er bewältigen kann.

Spezielle Ess- und Ernährungsprobleme

? Mein Kind hat starkes Übergewicht. Wann muss das behandelt werden?

Das Alter, in dem Übergewicht auftritt, entscheidet darüber, ob ein dickliches Kind auch als Erwachsener zu füllig ist. Nur acht Prozent der pummeligen Kleinkinder werden später fettleibig, jedoch sind 54 Prozent der übergewichtigen Jugendlichen laut DGE (Deutsche Gesellschaft für Ernährung) auch als Erwachsene zu dick. Neigt ein Elternteil zur Fettsucht, so steigt das Übergewichtsrisiko des Nachwuchses um ein Vielfaches.

Immer mehr Kids haben bereits mit den Folgen von Übergewicht zu kämpfen: Adipöse Kinder neigen zu Krankheiten wie Bluthochdruck, Diabetes mellitus, Stoffwechselstörungen mit hohen Blutfettwerten und Atemwegsproblemen. Außerdem wird die Entwicklung der Knochen und Muskeln beeinträchtigt. Durch das hohe Körpergewicht werden die Gelenke stark belastet. Nicht zuletzt geraten dicke Kinder oft in große seelische Not: Sie werden gerne von ihren Kameraden gehänselt, zum „Fettwanst" erniedrigt, für faul sowie träge gehalten und von Freizeitaktivitäten ausgeschlossen. Wenn das Gewicht deutlich über der Norm liegt, sollten Sie mit Ihrem Kinder- und Jugendarzt die therapeutischen Möglichkeiten besprechen, um die genannten Folgen zu vermeiden. Eine fachliche Unterstützung, beispielsweise durch eine Ernährungsberatung, kann ebenfalls sehr nützlich und für einen langfristigen Erfolg ausschlaggebend sein. Denn die meisten Eltern sind mit den Gewichtsproblemen ihres Kindes – zumindest am Anfang – überfordert. Es bedarf strenger Konsequenz, viel Geduld und auch fundierter Kenntnisse über die Ernährung, damit die Umstellung wirklich klappt und sich die typischen Fehler nicht bewusst oder unbewusst abermals einschleichen.

? Mein Kind ist wegen Übergewicht in Behandlung. Wie kann ich es dabei unterstützen?

Falls Ihr Kind ein Pummelchen ist, müssen Sie es so annehmen und lieben, wie es ist, und ihm das auch zeigen. Vertrauen Sie auf seine Willenskraft! Verordnen Sie Ihrem Kind keine Diät! Das wäre ganz falsch. Alles, was es braucht, ist eine abwechslungsreiche Mischkost. Halten Sie sich an die empfohlenen Lebensmittel aus der Lebensmittelpyramide (siehe Seite 18 f.). Sie gilt auch bei Übergewicht. Ihr Kind soll sich satt essen dürfen, vor allem an den Nahrungsmitteln, die ganz unten in der Pyramide stehen. Und setzen Sie Ihren Spross niemals unter Druck. Er hat sicher schon genug seelischen Druck auszuhalten, wenn er beispielsweise von Klassenkameraden gehänselt oder gar ausgeschlossen wird. Unterstützen Sie Ihren Nachwuchs bei der Auswahl der richtigen Kleidung. Auch da können Sie eine Menge tun, damit er sich

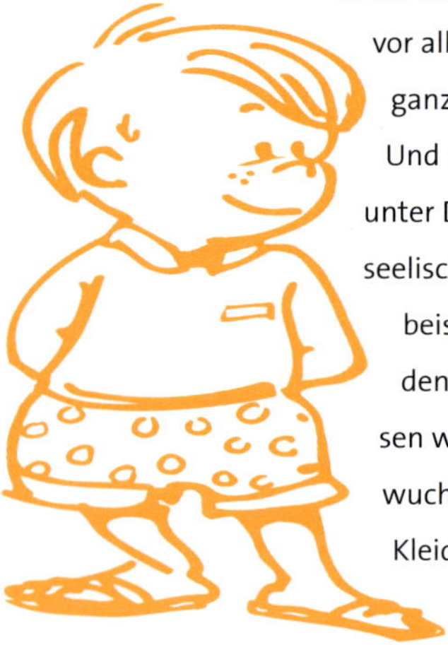

wohl fühlt in seiner Haut: Es gibt hübsche Kinder- und Teenagerkleidung, die, etwas weiter geschnitten oder eine Nummer größer gekauft, unliebsame Pölsterchen gut kaschiert und Ihr Kind nett aussehen lässt.

? Ich habe Sorge, dass mein Kind an Magersucht leidet. Wie erkenne ich diese Essstörung?

Die Anorexia nervosa, wie die Magersucht mit Fachbegriff heißt, zählt nach Meinung von Psychologen und Ärzten zu den sogenannten Pubertätskrisen. Die Krankheit tritt vor allem bei Mädchen, insbesondere zu Beginn der Pubertät, auf und hat seelische sowie psychosoziale Hintergründe: Die jungen Teenager lehnen mit der Nahrungsverweigerung oft unbewusst ihre Weiblichkeit ab und wollen nicht, dass sich Kurven und Rundungen bilden. Bei lang anhaltender Magersucht wird auch der Stoffwechsel aus dem Gleichgewicht gebracht, der Hormonfluss kann ins Stocken geraten. Oft sind familiäre Konflikte oder negative Kindheitserlebnisse Auslöser für die Anorexia nervosa. Um Magersucht oder auch Bulimie (siehe nächste Frage) zu erkennen, müssen Eltern genau auf verschiedene Signale achten: Nimmt die Tochter an Gewicht ab, statt zu? Eine langsame Gewichtszunahme ist während der Wachstumsphase ja normal. Stellt sie sich ständig auf die Waage? Oder treibt sie plötzlich extrem viel Sport, joggt zum Beispiel täglich oder Ähnliches? Steht sie ständig vor dem Spiegel und betrachtet ihre Figur? Oder zieht sie sich womöglich immer mehr zurück und wirkt dabei bedrückt und traurig? Verschwindet sie plötzlich vom Tisch, um möglicherweise auf die Toilette zu gehen und zu erbrechen? Oder gebraucht sie vielleicht Abführmittel?

Auch auffallende Blässe, häufige Müdigkeit und Unkonzentriertheit können auf diese Krankheit hindeuten. Beobachten Sie Ihr Kind aufmerksam und überlegen Sie, ob es sich in letzter Zeit verändert hat. Auch kleine, scheinbar unwichtige Signale sollten Sie ernst nehmen und versuchen, mit Ihrem Nachwuchs unverfänglich darüber ins Gespräch zu kommen. Erhärtet sich Ihr Verdacht, dann haben Sie die Möglichkeit, sich bei einer Beratungsstelle für Essstörungen zu informieren, damit Sie oder gegebenenfalls ein auf solche Erkrankungen spezialisierter Therapeut helfen können.

? Was unterscheidet Magersucht von Bulimie?

Auch von der Bulimie sind viel mehr Mädchen als Jungen betroffen. Sie zeigt sich ebenfalls häufig mit Beginn der Pubertät, jedoch oft auch bei jungen Frauen: Etwa drei bis fünf Prozent der 20- bis 30-Jährigen leiden darunter. Bei dieser Erkrankung werden die Mädchen und jungen Frauen immer wieder von unkontrollierten Essattacken heimgesucht, bei denen sie riesige Mengen an Lebensmitteln vertilgen, um sie anschließend wieder zu erbrechen. Die meisten Bulimikerinnen haben ein relativ geringes Selbstwertgefühl und ein Bedürfnis nach Perfektion und gesellschaftlicher Anpassung. Zudem gibt es einen Zusammenhang zwischen depressiver Verstimmung und Bulimie. Typisch für die Betroffenen ist das Gefühl, den seelischen Hunger nach Liebe mit körperlicher Sättigung stillen zu können. Besonders gefährdet, an Bulimie zu erkranken, sind Mädchen mit geringem Zutrauen in die eigenen Fähigkeiten. Sie haben häufiger das Gefühl, ausgeliefert zu sein und nichts selbst in die Hand nehmen zu können. Mädchen mit Magersucht unterscheiden sich von Bulimikerinnen hauptsächlich durch ihre Introvertiertheit, Selbstkontrolle, Askese sowie die Ablehnung ihrer Weiblichkeit. Nicht selten geht die eine Essstörung in die andere über.

? Woran erkenne ich, dass mein Kind an Bulimie erkrankt ist?

Als Außenstehende und sogar als Eltern können Sie die Krankheit manchmal nur schwer entlarven. Die Mädchen verbergen sie sehr geschickt. Bei einem Verdacht sollten Sie der Betroffenen viel Verständnis entgegenbringen und sie möglichst zu einer Aussprache ermutigen. Äußere Zeichen für Bulimie können zum Beispiel sein, dass der Teenager immer nach dem Essen auf die Toilette geht und dort länger zubringt. Auch wenn der Körper magerer wird, während das Gesicht aufgeschwemmt erscheint, kann das ein Alarmzeichen sein. Die Veränderung des Gesichts kommt durch eine Schwellung der Ohrspeicheldrüsen zustande. Diese müssen für das häufige Erbrechen viel Speichel produzieren und schwellen infolgedessen an. Besteht die Sucht länger, können durch die Magensäure auch die Zähne geschädigt werden. Manche Mädchen ziehen sich außerdem sehr zurück, weil sie Angst haben, dass ihre Krankheit entdeckt werden könnte.

? Mein Kind leidet an einer Essstörung. Ist das heilbar?

Magersucht ist heilbar, aber die Chancen, die Krankheit völlig loszuwerden, sind geringer als bei Bulimie. Von der Ess-Brech-Sucht sind nach zwei Jahren über 50 Prozent der Betroffenen geheilt, bei den restlichen Patientinnen zumeist die Symptome gemildert. Im Falle von Magersucht liegt die Heilungsquote nach zwei Jahren immer noch knapp unter 50 Prozent.

? Mein Kind leidet an einer Allergie. Was ist das überhaupt?

Allergien sind überschießende Reaktionen des Immunsystems auf körperfremde Substanzen, wie zum Beispiel Eiweiß in Nahrungsmitteln, Blütenpollen, Tierhaare, Schimmelpilze, Hausstaubmilben und vieles mehr. Der Grund solcher Überreaktionen ist, dass bestimmte Abwehrzellen (Antikörper) im Organismus gegenüber den fremden Eindringlingen besonders empfindlich sind. In der Fachsprache heißt das, sie sind „sensibilisiert“. Eintrittspforten für die Allergene sind beispielsweise die Haut, die Atemwege oder der Verdauungstrakt. Allergien äußern sich dann etwa in Form von Hautirritationen, Asthma, Schnupfen, Durchfällen und zahlreichen anderen Beschwerden. Oft sind die Symptome einer Allergie ausgesprochen facettenreich und deshalb schwer einzuordnen. Auch gibt es große individuelle Unterschiede, so dass ein Vergleich mit anderen Betroffenen schwer fällt.

? Ich habe gehört, dass das Allergierisiko im ersten Lebensjahr meines Kindes höher ist. Stimmt das und aus welchem Grund ist das so?

Gerade im ersten Lebensjahr eines Kindes kann die Sensibilisierung besonders leicht erfolgen und die Entstehung von Allergien begünstigen, besonders auf die Eiweißstoffe in der Kuhmilch. Die Darmwand des Babys hat nämlich noch sehr weite Poren. Durch diese können die großen, unzerlegten Eiweißmoleküle der Nahrung in die Blutbahnen übertreten und dort die Bildung von Antikörpern bewirken, die dann eine Überempfindlichkeitsreaktion auslösen. Im Laufe des zweiten Lebenshalbjahres schließen sich die Darmporen. Die Eiweißmoleküle können dann keine starke Sensibilisierung mehr erreichen. Die Gefahr, dass sich allergische Reaktionen entwickeln, nimmt nun automatisch ab.

? Mein Mann und ich sind Allergiker. Wie ernähre ich mein Kind am besten, um es von Anfang an vor einer Allergie zu bewahren?

Auch wenn nur ein Elternteil Allergiker ist, sollte Ihr Neugeborenes unbedingt von Anfang an gestillt werden oder eine hypoallergene Milch bekommen. Diese Kinder haben nämlich die Allergiebereitschaft in die Wiege gelegt bekommen. Am besten ist hier natürlich Muttermilch, denn sie enthält nur „arteigenes“ Eiweiß, das die Bildung von Antikörpern gar nicht erst zulässt. Außerdem werden dem Säugling mit der Muttermilch viele wertvolle Abwehrstoffe mitgegeben, welche die Allergieentstehung zusätzlich unterdrücken. Wenn die Ernährung des Babys durch Stillen nicht ausreicht, sollte es HA-Nahrung erhalten. Auch wenn ein Baby mit gesunden

Eltern unter Milchschorf oder einem Säuglingsekzem leidet, sollte die Ernährung sofort umgestellt werden. Milchschorf ist das erste Anzeichen für eine erhöhte Allergiebereitschaft. Überempfindlichkeitsreaktionen zeigen sich bei einem Baby immer zuerst auf der Haut. Mit der HA-Kost können Sie zwar nicht völlig verhindern, dass eine Allergie entsteht, aber zumindest besteht die Möglichkeit, deren Ausprägung zu reduzieren.

? Was sind die häufigsten Allergieauslöser?

Etwa fünf bis sieben Prozent der Bevölkerung leiden an einer Lebensmittelallergie. In sehr vielen Fällen bahnt sich die Neigung zu Allergien schon im Kindesalter an. Grundnahrungsmittel wie Milch und Milchprodukte, Eier, Getreide sowie Früchte zählen zu den häufigsten Auslösern. Das Kind reagiert mit Symptomen wie beispielsweise Juckreiz und Schwellungen im Mund, Durchfall, Blähungen, Ekzemen an Haut und Schleimhäuten, manchmal auch mit Husten bis hin zu Atemnot.

? Mein Kind hat eine nachgewiesene Kuhmilchallergie. Ist in diesem Fall HA-Nahrung richtig?

Nein, denn auch HA-Nahrungen enthalten Milcheiweißbausteine von einer bestimmten Größe. Diese können eine allergische Reaktion auslösen, wenn beim Baby eine Kuhmilchunverträglichkeit vorliegt. Es ist daher ratsam, die hypoallergene Nahrung nur zur

Tipp

Für Sie als Eltern kann es schwierig sein, die passende Nahrung für Ihr Kind zu finden, wenn es an einer Allergie gegen Kuhmilch leidet. Lassen Sie sich am besten von einem allergologisch geschulten Kinderarzt sowie von der Apotheke beraten, welche die Spezialnahrung anbietet.

Vorbeugung solchen Säuglingen zu geben, in deren Familien bereits Allergien vorliegen. Am besten ist es aber, wenn das Baby gestillt werden kann. Falls Ihr Kind unter einer Milcheiweißallergie leidet, greifen Sie am besten auf eine Säuglingsnahrung auf Sojabasis zurück oder füttern eine Spezialnahrung (aus der Apotheke), bei der das Eiweiß so weit in seine Bestandteile zerlegt ist, dass allergische Reaktionen ausgeschlossen sind. Besprechen Sie dies mit einem allergologisch geschulten Kinderarzt. Allerdings ist es sehr schwer, schon bei einem Säugling durch die Untersuchung des Blutes festzustellen, ob wirklich eine Kuhmilcheiweißallergie vorliegt. Bei einem entsprechenden Verdacht sollten Sie in einer Klinik einen speziellen Test machen lassen, bei dem kleinste Eiweißmengen zugeführt werden. Große Kinderkliniken bieten zudem eine Allergiesprechstunde an. Auch hier bekommen Sie Rat und Hilfe.

? Bei meinem Kind besteht ein Allergierisiko. Wie ernähre ich es am besten nach dem ersten Lebensjahr?

Ab einem Alter von einem Jahr kann Ihr Kind mit am Tisch essen und alle Nahrungsmittel bekommen. Auch jetzt sollten Sie aber darauf bedacht sein, dass Ihr Nachwuchs möglichst „reine", unbehandelte Lebensmittel, also frisches Gemüse und Obst, frische Milchprodukte, Fleisch und Fisch bekommt. Geben Sie ihm keine Nahrung aus Dosen. Nur so vermeiden Sie weitgehend zusätzliche Allergierisiken durch eventuell zugesetzte Bindemittel, Konservierungs- oder Farbstoffe. Wichtig ist auch, dass Sie immer nur ein einziges neues Lebensmittel dazugeben. Bei einer eventuellen Überempfindlichkeitsreaktion, wissen Sie dann gleich, auf welchen Nahrungsbestandteil Ihr Kind allergisch reagiert.

? Mein Kind leidet an einer Lebensmittelallergie. Was kann ich dagegen tun?

Führen Sie bei Verdacht auf Nahrungsmittelallergien ein Ernährungstagebuch und tragen Sie möglichst exakt ein, wann Ihr Kind was gegessen hat und wann welche Symptome aufgetreten sind. Ihr Kind sollte die Lebensmittel meiden, die bei ihm eine allergische Reaktion auslösen. Dabei muss jedoch eine ausgewogene Ernährung mit allen notwendigen Vitaminen, Mineralstoffen und Spurenelementen gewährleistet sein.
Tauschen Sie Nahrungsmittel einer „Familie", zum Beispiel Getreide, gegeneinander aus. Ist Ihr Kind gegen Weizen allergisch, dann verträgt es sicher andere Getreidesorten, auf die Sie zurückgreifen können. Bei einer Kuhmilchallergie kann manchmal auf Ziegen- oder Schafsmilch ausgewichen werden.
Manchmal hilft auch das Kochen bestimmter Produkte. Eiweißallergiker vertragen zwar oft keine Mayonnaise, dafür aber ein hart

gekochtes Ei. Oder beispielsweise Karotten: Sie dürfen von so manchem Allergiker vielleicht roh nicht gegessen werden, gekocht jedoch sind sie für viele verträglich.

? Mein Kleinkind leidet an einer Lebensmittelallergie. Besteht die Möglichkeit, dass diese Erkrankung im Laufe seines Lebens wieder verschwindet?

Etwa acht Prozent der Kleinkinder leiden, laut einer Information der Deutschen Gesellschaft für Ernährung, unter Lebensmittelallergien. Einige davon werden diese aber glücklicherweise wieder los, noch bevor sie in die Schule kommen. Dies trifft vor allem auf Allergene wie Kuhmilch und Hühnerei zu. Neben diesen beiden Nahrungsmitteln führen Weizen und Soja in Deutschland am häufigsten zu Lebensmittelallergien im Kindesalter. Überreaktionen auf Nahrungsmittel treten sehr oft in Kombination mit anderen atopischen (allergischen) Erkrankungen auf. Dazu gehören Neurodermitis, allergischer Heuschnupfen und Asthma bronchiale. Auch diese allergischen Reaktionen verlieren sich aber nicht selten wieder mit zunehmendem Lebensalter, beispielsweise mit Eintritt in die Pubertät.

? Hilft natürliche Medizin gegen Lebensmittelallergien?

Ja, es gibt einige Maßnahmen aus der Naturheilkunde, die zur unterstützenden Behandlung geeignet sind. Lassen Sie gegebenenfalls, etwa nach einer Antibiotikatherapie, eine Darmsanierung durchführen. Auch Heilkräutertees wie Lapachotee helfen, den Darm zu reinigen und das Immunsystem wieder zu stabilisieren.

Schwarzkümmelöl mit seinem hohen Anteil an wertvollen Fettsäuren stärkt ebenfalls die Körperabwehr. Manchmal fehlen Nahrungsmittelallergikern wichtige Mikronährstoffe. Das kann durch

Präparate mit Vitaminen und Mineralstoffen wie Kalzium und Magnesium sowie durch Spurenelemente wie Zink ausgeglichen werden. Befragen Sie dazu Ihren Arzt oder Kinderarzt. Auch homöopathische Therapien sind zur Allergiebehandlung bewährt. Allerdings sollten sie von einem erfahrenen Homöopathen durchgeführt werden.

? Wie unterscheiden sich Nahrungsmittelunverträglichkeiten von Allergien?

Nahrungsmittelunverträglichkeiten zeigen zwar ähnliche Symptome wie eine Nahrungsmittelallergie, denn sie gehen ebenfalls mit Verdauungsstörungen wie Durchfall oder Blähungen einher, sie sind aber grundsätzlich von einer klassischen Allergie zu unterscheiden. Denn hier ist die Ursache nicht eine überschießende Reaktion des Immunsystems auf an sich harmlose Stoffe von außen, sondern entweder eine Autoimmunstörung oder ein Mangel an körpereigenen Substanzen wie beispielsweise Enzymen, die für die Aufspaltung und Verwertung bestimmter Nahrungsmittel benötigt werden. Die häufigsten und bekanntesten Unverträglichkeiten sind die Zöliakie und die Laktoseintoleranz.

Was ist Zöliakie?

Die Zöliakie ist eine Unverträglichkeit von Getreide (Roggen, Weizen, Gerste und Hafer). Kinder mit dieser Unverträglichkeit müssen ein Leben lang eine Diät einhalten, was nicht immer leicht ist. Die Krankheit sollte möglichst früh erkannt und mit der richtigen Ernährungsweise behandelt werden. Die Zöliakie ist angeboren: Hierbei wird der Eiweißkörper Gliadin nicht vertragen und die betroffenen Kinder reagieren mit Darmbeschwerden wie beispielsweise Durchfällen. Reagiert Ihr Baby auf Getreideprodukte wie Zwieback, Vollkornbrei oder Brot mit Blähungen und hat es einen auffälligen Stuhl, zum Beispiel sehr hell und stark riechend, dann besteht Verdacht auf diese Krankheit. Auch lässt der Appetit Ihres Kindes nach, es ist blass und weinerlich. Lassen Sie diese Symptome unbedingt von Ihrem Kinderarzt abklären.

Bei meinem Kind wurde Zöliakie diagnostiziert. Wie kann man sie behandeln?

Bei Verdacht auf eine Zöliakie muss der Kinderarzt rasch einige Spezialuntersuchungen durchführen. Antikörper gegen das Gliadin, den Anteil des Getreideeiweißes Gluten, lassen sich im Blut nachweisen. Eine sogenannte Saugbiopsie der Schleimhaut im Dünndarm kann zeigen, ob die Oberfläche der Schleimhaut verändert ist und eine Unverträglichkeit gegen Gluten vorliegt. Die glutenhaltigen Getreidesorten Weizen, Roggen, Hafer und Gerste sind dann für alle Zukunft von Ihrem Kind strikt zu meiden und durch Mais, Reis, Hirse, Sojabohnen und Buchweizen zu ersetzen. Backen Sie Ihrem Spross dann Brot und Kuchen möglichst selbst. Aber

Vorsicht! Gluten ist in sehr vielen handelsüblichen Suppen, Soßen, Eiscremes, Hot Dogs und zahlreichen anderen Speisen enthalten. Ist Ihr Kind von dieser Krankheit betroffen, brauchen Sie auf jeden Fall eine ausführliche Beratung von einem Diät-Fachmann. Werden alle Vorschriften dann genauestens eingehalten, kann sich die Dünndarmschleimhaut rasch wieder erholen. Ihr Kind gedeiht dann wieder normal und wird aktiv und leistungsfähig leben.

? Wie lässt sich eine Laktoseintoleranz erkennen?

Die Laktoseintoleranz ist eine Milchzuckerunverträglichkeit. Hier ist der Organismus nicht in der Lage, Milchzucker in ausreichender Weise abzubauen. Dieses Problem beruht auf einer Aktivitätsminderung des Enzyms Laktase, das im Darm den Milchzucker in einzelne Bausteine aufspaltet. Die Symptome zeigen sich meist schon sehr früh, nämlich wenn das Baby Milchnahrung erhält. Es kommt zu Störungen des Appetits sowie zu Durchfall. Ob Ihr Kind unter Milchzuckerunverträglichkeit leidet, kann der Kinderarzt anhand von speziellen Tests erkennen, beispielsweise dem „Laktose-Atemtest" oder den „Laktosebelastungstest". Die Milchzuckerunverträglichkeit beeinträchtigt die Gesundheit Ihres Kindes nicht, solange es kalziumreich ernährt wird. Die Einnahme von Laktaseenzymen vor dem Essen, die Sie in der Apotheke oder im Reformhaus kaufen können, wirkt nicht bei jedem. Am besten probieren Sie einfach aus, welche Nahrungsmittel Ihr Kind verträgt und welche nicht.

Tipp

Bei einer Laktoseintoleranz müssen Sie darauf achten, dass Ihr Kind genügend Kalzium zu sich nimmt. Denn dieser Mineralstoff darf vor allem in der Wachstumsphase nicht fehlen. Möglicherweise verträgt Ihr Nachwuchs Schnittkäse problemlos. Dann legen Sie leckere Käsescheiben nicht nur aufs Pausenbrot, sondern kochen auch damit, beispielsweise im knusprigen Aufläufen. Sesam zählt zu den kalziumreichsten Nahrungsmitteln, und auch Tofu enthält viel von dem knochenstarken Powerstoff. Weiterhin empfohlen sind kalziumreiche Mineralwässer, Mandeln, frische Sojabohnen, Haselnüsse, Kresse, (frische!) Löwenzahnblätter, Brokkoli, Sonnenblumenkerne, Walnüsse und Obst wie getrocknete, ungeschwefelte Aprikosen, frische schwarze Johannisbeeren und Brombeeren. In den Supermärkten gibt es inzwischen sogar eine laktosefreie Milch zu kaufen. Testen Sie, ob Ihr Kind diese Milch verträgt.

? Was ist eine Fruktoseintoleranz?

Die Bezeichnung setzt sich aus den beiden Begriffen Fruktose = Fruchtzucker und Intoleranz = Unverträglichkeit zusammen. Es handelt sich um einen relativ seltenen, vererbten Mangel eines bestimmten Enzyms, das die Fruktose im Organismus verarbeitet. Die ersten Symptome dieser genetischen Enzymmangelkrankheit treten bereits bei einem Säugling auf, wenn dessen Nahrung Fruchtsäfte zugesetzt werden. Aber auch Lebensmittel, die den Zuckerstoff namens Saccharose enthalten, können Beschwerden hervorrufen. Die typischen Zeichen einer Fruktoseintoleranz sind Appetitlosigkeit, Erbrechen, Durchfall sowie Gedeihstörungen bei Kindern. Im Urin ist eine vermehrte Ausscheidung von Fruktose nachweisbar. Bei Verdacht auf Fruktoseintoleranz sollte der Kinderarzt spezielle Tests durchführen, um der Unverträglichkeit auf die Spur zu kommen, und dann die Behandlung einleiten. Ein wesentlicher Bestandteil der Therapie ist eine Ernährungsumstellung und die Vermeidung der auslösenden Lebensmittel (vor allem von Früchten).

Leider kann sich die Fruktose nicht nur in Obst, sondern auch in manchen Gemüsesorten verbergen. Auch in vielen Fertigprodukten aus dem Supermarkt befindet sich Fruchtzucker, so dass sich die Auswahl der Lebensmittel, die bedenkenlos verzehrt werden können, manchmal schwierig gestaltet. Sie sollten in jedem Fall eine kompetente Ernährungsberaterin aufsuchen, die sich mit der Fruktoseintoleranz auskennt und weiß, welche Nahrungsmittel für Ihr Kind geeignet sind und welche nicht. Mit ihrer Hilfe werden Sie sicher nach und nach selbst zum Fachmann in Sachen Fruktoseintoleranz werden.

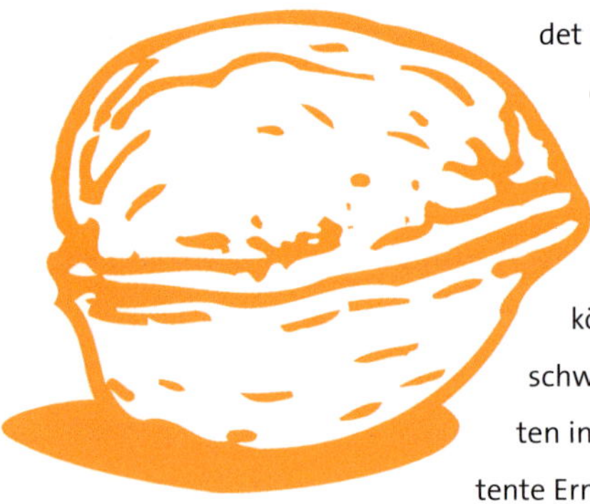

Gesunde Ernährung für Ihr Kind

In den vorherigen Kapiteln haben Sie auf die 100 wichtigsten Elternfragen zur Kinderernährung eine Antwort erhalten. Auf den folgenden Seiten erhalten Sie nun viele Detail-Informationen zu verschiedenen Nahrungsmitteln: zur Art und Weise der richtigen Lagerung und Zubereitung, zu idealen Kombinationen, einzelnen Inhaltsstoffe, Mengen, die Ihr Kind in einem bestimmten Alter zu sich nehmen sollte und vielem mehr. Außerdem finden Sie eine reiche Auswahl an Rezepten fürs Frühstück, Mittagessen und Abendessen. Alle Rezepte sind einfach zuzubereiten, verlangen keine großen Kochkünste, machen Ihrem Sprössling aber bestimmt Appetit aufs Essen.

Wenn Ihr Kind schon so groß ist, dass es in der Küche mithelfen kann, sollten Sie ihm möglichst viele Gelegenheiten geben, dies zu tun. Auch wenn es dann vielleicht manchmal ein bisschen „drunter und drüber geht" und so mancher Fleck Fußboden, Küchenschränke oder die Kleidung ziert – den Spaß, den Ihr Nachwuchs beim gemeinsamen Kochen, Zubereiten und hübschem Anrichten der Speisen hat sowie den Genuss, wenn alle am Tisch sitzen, ist dies allemal wert.

Sie haben ja schon mehrfach in diesem Ratgeber erfahren, wie wichtig das gemeinsame Kochen und Essen für die Entwicklung eines Kindes und speziell für seine „soziale Kompetenz" ist. Ihr Kind wird ein Leben lang von diesen frühen Erfahrungen profitieren und später sicher auch selbst gerne „den Kochlöffel schwingen", statt von Fastfood- und Fertig-Produkten zu leben.

Worauf Sie beim Einkaufen, Lagern und Zubereiten achten sollten

- Informieren Sie sich über die Herkunft der Lebensmittel genau; ausländische Produkte enthalten oft Schadstoffe. Es ist am besten, Obst und Gemüse aus biologischem Anbau zu kaufen.

- Auch die Angebote der Wochenmärkte, die in fast allen kleineren und größeren Orten ein- oder sogar zweimal in der Woche stattfinden, sollten Sie nutzen. Auf diesen Märkten bieten vor allem die Bauern des Umlands Obst, Gemüse, Fleisch, Eier, Wurst etc. an. So haben Sie die Gewähr, dass die Lebensmittel keine langen Transportwege hinter sich haben und frisch auf den Ständen und dann in Ihrem Einkaufskorb landen. Immer mehr Bauern einer Region schließen sich zusammen, um beispielsweise kostengünstiger Produkte aus ökologischem Anbau produzieren zu können. Durch den Einkauf dieser Lebensmittel unterstützen Sie diese positive Entwicklung.

- Bringen Sie, wie schon unsere Großmütter, was die Region zur Jahreszeit gerade bietet, auf den Tisch. Kopfsalat oder Erdbeeren also nicht im Winter, sondern erst im späten Frühjahr kaufen, Tomaten und Karotten im Sommer, Kohl- und Krautsorten im Spätherbst.

- Kaufen Sie abwechslungsreich ein. Bringen Sie einen Monat lang jeden Tag ein anderes Gericht auf den Familientisch.

- Achten Sie darauf, dass vor allem Obst und Gemüse nicht zu lange gelagert wird, sondern kaufen Sie lieber kleinere Portionen frisch ein. Durch längere Lagerung gehen nämlich viele wertvolle Inhaltstoffe verloren. Sollten Sie doch einmal größere Mengen (zum Beispiel Äpfel oder Kartoffeln) auf Vorrat kaufen, lagern Sie die Lebensmittel kühl und nicht zu hell, am besten in einer entsprechend temperierten Speisekammer oder im Keller.

- Bereiten Sie die Lebensmittel schonend zu. Vor allem bei Gemüse heißt das: möglichst kurze Garzeiten, am besten in einem speziellen Dampfkochtopf, oder kurzes Blanchieren in siedendem Wasser. Auch das Kochen im Wok ist sehr schonend und Nährstoff erhaltend. Bei dieser Zubereitungsweise aus Asien wird Gemüse nur kurz, aber sehr stark erhitzt und kann nicht „zerkocht" werden. Auf diese Weise bleibt es schön knackig und bewahrt seine frische Farbe.

- Fertiggerichte sollten tabu sein – auch wenn Sie wenig Zeit haben. Ihrem Kind zuliebe sollten Sie sich genügend Raum für die Zubereitung abwechslungsreicher Mahlzeiten schaffen. Wird nämlich das Immunsystem Ihres Kindes häufig mit den gleichen oder wertlosen Nahrungsmitteln konfrontiert, neigt es zu Störungen.

- Kaufen Sie Ihrem Kind – vor allem wenn es doch einmal schnell gehen muss – einheimische Gemüse- und Obstsäfte. Diese sind reich an Vitaminen, Mineralstoffen und sekundären Pflanzenwirkstoffen und liefern Ihrem Nachwuchs viele weitere wertvolle Substanzen. Wählen Sie naturtrüben Apfelsaft, denn nur er enthält die wichtigen Pektine, die Schadstoffe binden.

So viel sollte Ihr Kind essen

Nahrungsmittel	Maßeinheit	1 Jahr
Gemüse	g / Tag	100
Obst	g / Tag	100
Kartoffeln, Reis, Nudeln	g / Tag	80
Brot, Getreide	g / Tag	80
Margarine, Butter, Öl	g / Tag	10
mageres Fleisch und Wurst	g / Tag	40
Seefisch	g / 1–2x pro Woche	50
Eier	Stück pro Woche	1-2
Milch, Milchprodukte	ml / Tag, g / Tag	300
Getränke (ungesüßt)	ml / Tag	450

Nahrungsmittel	Maßeinheit	7–9 Jahre
Gemüse	g / Tag	200
Obst	g / Tag	200
Kartoffeln, Reis, Nudeln	g / Tag	140
Brot, Getreide	g / Tag	200
Margarine, Butter, Öl	g / Tag	25
mageres Fleisch und Wurst	g / Tag	70
Seefisch	g / 1x pro Woche	150
Eier	Stück pro Woche	2
Milch, Milchprodukte	ml / Tag, g / Tag	400
Getränke (ungesüßt)	ml / Tag	1000

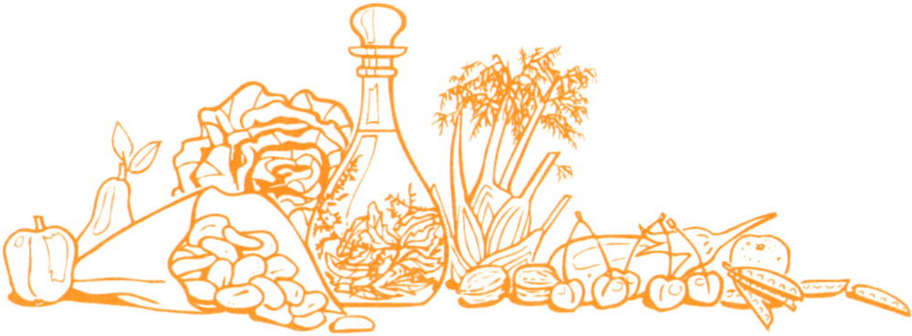

2–3 Jahre	4–6 Jahre
120	180
120	180
100	120
120	170
15	20
50	60
70	100
1-2	2
330	350
600	700

10–12 Jahre	13–14 Jahre
230	250
230	250
180	200
250	280
30	30
80	90
180	200
2-3	3
420	450
1200	1400

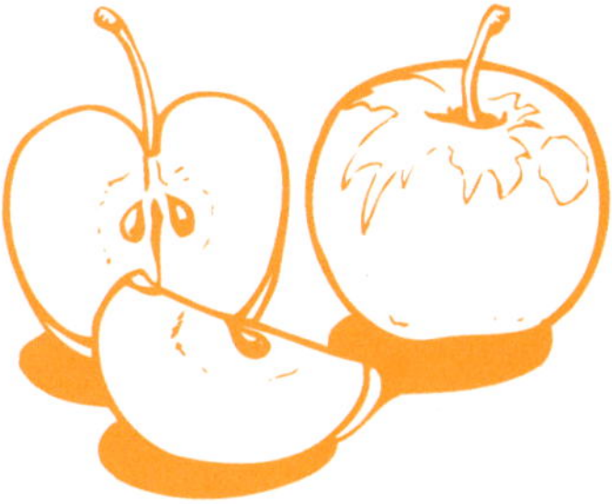

So sind Vitalstoffe gut kombiniert

Vitalstoffe sind für den Organismus unabdingbar und sie entfalten, vor allem wenn sie mit den richtigen Stoffen kombiniert werden, ihr optimale Wirkung:

Vitamin C und **Vitamin E** stärken sich gegenseitig in ihrer Schutzwirkung an den Zellen (C wird durch E bis zu 20-mal wirksamer!).
Grund: Vitamin E bewahrt Vitamin C-Moleküle vor der Oxidation, das heißt vor der Zerstörung durch freie Radikale. Die Schutzmoleküle können dadurch länger aktiv sein.
(Formel: C + E = Zellschutz)

Außerdem entfaltet **Vitamin C** (Ascorbinsäure) besonders gut seine Kräfte, wenn es mit Bioflavonoiden kombiniert ist. Die sekundären Pflanzenwirkstoffe sind reichhaltig in Zitrusfrüchten, Paprika, schwarzen Johannisbeeren oder Brokkoli enthalten.
Grund: In der Natur arbeiten Flavonoide und Vitamin C im Konzert, sie schützen also Pflanzen gemeinsam vor schädlichen Einflüssen. Im menschlichen Abwehrsystem funktionieren sie auf ähnliche Weise. Wenn dazu noch Zink und Kalzium kommen – beides ebenfalls Substanzen, die in den Regulationsabläufen der Körperabwehr eine wichtige Rolle spielen – ist das der ideale Powercocktail fürs Immunsystem.
(Formel: C + Bioflavonoide + Zink + Kalzium = Immunpower)

Die **B-Vitamine** wirken am besten als Familie. Außerdem darf Folsäure nicht fehlen. Die B-Vitamin-Folsäure-Connection macht vor allem das Nervensystem stark!
(Formel: B + Folsäure = Nervenkraft)

Karotinoide (in allen grünen Gemüsesorten sowie Karotten und Tomaten) benötigen Eisen, Zink und Vitamin E, damit sie zum Aktivmolekül Vitamin A umgebaut werden können. Es sorgt dann für schöne Haut und einen geschärften Blick!
Grund: Erst durch die Kooperation mit den Mineralstoffen und Spurenelementen wird Vitamin A funktionstüchtig.
(Formel: Karotinoide + Eisen + Zink = Vitamin A = Hautschutz und Sehkraft)

Vitamin D braucht eine Prise Sonnenlicht, das Molekül Cholin (reich in Eigelb) und Vitamin E, damit es optimal in seine aktive Form umgewandelt wird. Dann sorgt es für stabile Knochen, schützt vor Herzleiden, Bluthochdruck und Krebs.
Grund: Vitamin D existiert in der Nahrung zunächst in einer inaktiven Form. Erst die UV-Strahlen, die über die Haut eindringen, sowie Cholin und Vitamin E verändern es chemisch so, dass es im Stoffwechsel funktionieren kann.
(Formel: D + UV-Licht + E + Cholin = Knochenstabilität, Herzschutz und Krebsvorbeugung)

Vitamin D sorgt übrigens auch dafür, dass der Knochenstabilisator-Stoff Kalzium besser aufgenommen und vom Organismus verwertet wird.

Grund: Vitamin D öffnet die Zellen für Kalzium-Ionen.
(Formel: D + Ca = Osteoporoseschutz)

Die **Vitamine A, D, E** und **K** benötigen eine geringe Menge Fett, um im Körper aufgeschlossen zu werden. Deshalb an die karotinreichen Möhren immer ein bisschen Butter oder Öl geben!
Grund: Im Gegensatz zu wasserlöslichen Vitaminen sind sie fettlöslich, das heißt sie können nur in Zusammenarbeit mit Fettmolekülen richtig arbeiten.
(Formel: A, D, E, K + Fett = Vitaminaktivierung)

Gesund und fit mit Gemüse und Obst

Diese Übersicht zeigt Ihnen, was heimisches Obst und Gemüse alles zu bieten haben:

Blattgemüse (Spinat, Mangold)
Das steckt drin: Karotinoide, Chlorophyll, Phenolsäuren, Phytosterine, viele Mineralstoffe, Spurenelemente (Kalium)
Wirkung: stärkt den Zellschutz, reguliert den Hormonhaushalt und senkt den Blutdruck
Zubereitung und Verzehr: frischen Blattspinat am besten kurz andünsten, Mangold vorher klein schneiden; mit etwas Kräutersalz, Knoblauch und eventuell einem Schuss Sahne oder Crème fraîche mischen

Blattsalat

Das steckt drin: Karotinoide, reichlich Mineralstoffe und Vitamine, vor allem Vitamin B und Folsäure

Wirkung: geben Energie, Folsäure unterstützt die Bildung roter Blutkörperchen

Zubereitung und Verzehr: bunte Blattsalate wie grüner Salat, Radicchio oder andere gehören täglich auf den Tisch, mit hochwertigen Pflanzenölen anmachen, mit Apfelessig, frischen Kräutern und Tomaten verfeinern

Bohne

Das steckt drin: Protease-Inhibitoren, Saponine, Phenolsäuren, Flavonoide

Wirkung: Zellreparatur, Stärkung der Verdauungsorgane, Anregung des Leberstoffwechsels und des Gallenflusses

Zubereitung und Verzehr: mit Bohnenkraut gedünstet als Beilage; mit Kartoffeln gekocht und zerstampft als gesundes Hauptgericht; lecker auch als Salat mit Distelöl, Balsamico-Essig, Zwiebeln, Knoblauch und verschiedenen Kräutern

Brokkoli

Das steckt drin: Gluconisolate, viel Lutein (Karotinoide), Flavonoide, Chlorophyll, Phenolsäuren, Magnesium

Wirkung: Steigerung von Entgiftungsenzymen, Krebsschutz, Muskelstärkung

Zubereitung und Verzehr: kurz dünsten, mit etwas Kräutersalz, buntem Pfeffer und frischem Knoblauch abschmecken, Parmesan darüber geben

Grünkohl

Das steckt drin: Gluconisolate, Karotinoide (Lutein), Flavonoide, Chlorophyll, Phenolsäuren

Wirkung: Steigerung von Entgiftungsenzymen, Krebsschutz, Immunstärkung, Stärkung der Sehkraft

Zubereitung und Verzehr: fein geschnitten, gedünstet oder gegart

Karotte

Das steckt drin: Alpha- und Betakarotin, Polyphenole, Phytosterine

Wirkung: Betakarotin wandelt der Körper in Vitamin A um; gut für die Sehkraft, macht die Netzhaut leistungsfähig, schützt die Zellen

Zubereitung und Verzehr: Karotten stets mit etwas Fett zubereiten, weil nur so der Körper aus Betakarotin das erwünschte Vitamin A bilden kann; frisch gepressten Saft aus fünf jungen Karotten zum Beispiel mit einem Teelöffel Olivenöl vermischen

Kartoffel

Das steckt drin: Proteasehemmer, Phenolsäuren, Vitamin C

Wirkung: unterstützt die Zellreparatur, stärkt die Abwehr

Zubereitung und Verzehr: dämpfen oder als Folienkartoffel im Ofen, als Beilage zu Gemüse, Fisch und Fleisch

Knoblauch

Das steckt drin: reichlich Allicin, Flavonoide, Phenolsäuren

Wirkung: hemmt Bakterien und Viren, senkt Cholesterin und Blutdruck

Zubereitung und Verzehr: ein bis zwei Knoblauchzehen täglich, am besten frisch in Gemüse oder Salat essen

Kräuter (Basilikum, Petersilie, Dill)

Das steckt drin: Monoterpene, Karotinoide, Chlorophyll, Phenolsäuren, Vitamine, Mineralstoffe

Wirkung: Kräuter binden Schadstoffe und reinigen den Stoffwechsel

Zubereitung und Verzehr: am besten frisch auf Salate, in den Quark und über Gemüse streuen

Lauch (Porree)

Das steckt drin: reichlich von dem Sulfid Allicin, Flavonoide, Karotinoide, Phenolsäuren

Wirkung: macht Bakterien und Pilze in Magen und Darm unschädlich, senkt die Blutfette und beugt außerdem noch Arteriosklerose vor

Zubereitung und Verzehr: gedünstet oder in feinen Ringen aufs Brot gestreut oder in den Quark gemischt; die grünen Blätter bevorzugen

Tomate

Das steckt drin: Karotinoide (Lykopen), Saponine, Polyphenole, Kalium, Vitamin C und E

Wirkung: das rote Farbpigment Lykopen hemmt aggressive freie Radikale und senkt das Krebsrisiko

Zubereitung und Verzehr: täglich zwei frische, große Tomaten, am besten im Salat essen; nur die richtig roten Tomaten enthalten ausreichend Lykopen

Zwiebel

Das steckt drin: viel Quercetin, außerdem Sulfide, Phenolsäuren
Wirkung: entzündungshemmend, bekämpft Krankheitserreger wie Viren und Bakterien; Quercetin macht das Blut dünnflüssig, beugt Gerinnseln vor
Zubereitung und Verzehr: möglichst jeden Tag eine Zwiebel roh oder gedünstet zu Fisch, Fleisch, Salat oder als Suppe

Apfel

Das steckt drin: Flavonoide, Phenolsäuren, reichlich Pektin
Wirkung: ein Drittel der Frucht besteht aus dem Faserstoff Pektin; dieser senkt nicht nur den Cholesterinspiegel, sondern er bindet auch Schwermetalle; Stärkung für das Immunsystem
Zubereitung und Verzehr: ein bis zwei frische Äpfel pro Tag als Zwischenmahlzeit essen, zum Trinken ist naturtrüber Direktsaft am besten geeignet

Erdbeere

Das steckt drin: Flavonoide, Polyphenole, Vitamine (Vitamin C), Spurenelemente (Mangan)
Wirkung: aktiviert den Stoffwechsel, stärkt die Abwehrkräfte, kurbelt die Hormonproduktion an
Zubereitung und Verzehr: kurz unter klarem Wasser abwaschen, dann erst den Stil entfernen; pur essen oder als frisches Milch-Mixgetränk genießen; schmeckt ausgesprochen köstlich mit etwas Schlagsahne

Johannisbeere

Das steckt drin: Flavonoide (reichlich Anthozyane), Phenolsäuren

Wirkung: Immunfitmacher, die den Stoffwechsel ankurbeln

Zubereitung und Verzehr: frisch, als leckeres Kompott oder aber auch als Kuchenbelag

Kirsche

Das steckt drin: Flavonoide (Anthozyane, Quercetin), Phenolsäuren, Vitamine

Wirkung: reinigt den Stoffwechsel und baut schädliche Stoffwechselprodukte ab; senkt außerdem den Harnsäurespiegel

Zubereitung und Verzehr: kurmäßig täglich 200 Gramm Kirschen während der Saison

Traube

Das steckt drin: Flavonoide (Anthozyane), Phenolsäuren, Vitamine

Wirkung: stärkt das Abwehrsystem, bindet Schadstoffe, wirkt entschlackend

Zubereitung und Verzehr: als Frischobst während der Saison; besonders für Kinder empfehlenswert: regelmäßig in Form von Saft trinken

Waldbeere
(Himbeere, Brombeere, Heidelbeere)

Das steckt drin: Flavonoide, Polyphenole, Mineralstoffe

Wirkung: gut für Haut und Schleimhäute, Stärkung des Bindegewebes; Heidelbeeren fördern die Sehkraft

Zubereitung und Verzehr: am besten frisch mit möglichst wenig Zucker und Zitronensaft oder auch mit Milch

Gesunde Rezepte

Müsli-Max

Zutaten für 1 Portion:

2 EL Vollkorn-Haferflocken

2 EL gehackte Mandeln und Nüsse

100 g frisches Obst nach Geschmack (Äpfel, Birnen, Trauben)

100 g Joghurt

2 EL Ahornsirup

→ So wird's gemacht: Haferflocken und Mandeln in einer Pfanne trocken anrösten. Das Obst klein schneiden, mit den Haferflocken und Nüssen vermengen und den Joghurt dazugeben. Auf einem Schälchen verteilen, den Ahornsirup darübergießen und mit etwas Obst garnieren.

Spießige Früchtchen

Zutaten für 1 Portion:

frisches Obst nach Wahl

farbige Kunststoffspieße

→ So wird's gemacht: Wählen Sie Obst der Saison aus (Erdbeeren, Trauben, Äpfel, Birnen, Pfirsiche, Ananas) und schneiden Sie es in mundgerechte Stücke. Stecken Sie diese dann auf die bunten Spieße. Die Früchtespieße eignen sich hervorragend als Pausen-Snack.

Weiß-grünes Frühstücksbrötchen

Zutaten für 1 Portion:

1 Vollkorn-Brötchen

Quark, Hüttenkäse oder Frischkäse

frische Kräuter

→ So wird's gemacht: Das knusprige Vollkorn-Brötchen aufschneiden und mit Hüttenkäse, Quark oder Frischkäse bestreichen. Mit frischen Kräutern würzen (Petersilie, Schnittlauchröllchen oder etwas Dill). Sie können die Kräuter so aufstreuen, dass ein Muster entsteht (zum Beispiel die Kontur eines Herzens oder eines Sternes). Für solche Muster können Sie auch Plätzchen-Backformen zu Hilfe nehmen.

Babalus Bananenzwieback

Zutaten für 1 Portion:

1 Bio-Banane

1 oder 2 Scheiben Vollkorn-Zwieback

etwas Butter

1 TL Honig

1 TL geriebene Haselnüsse

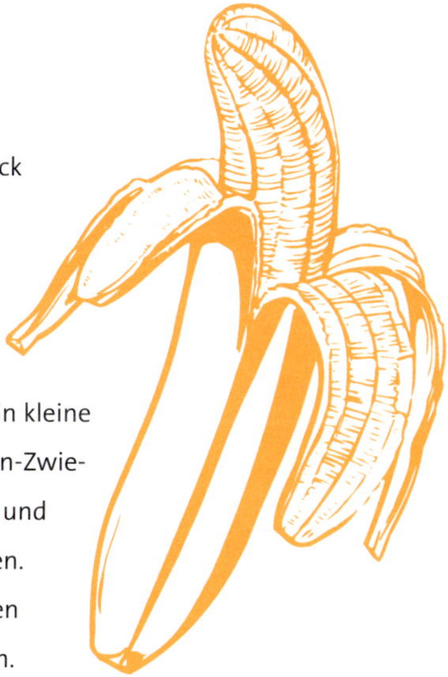

→ So wird's gemacht: Die Banane in kleine Scheibchen schneiden. Den Vollkorn-Zwieback mit etwas Butter bestreichen und die Bananenscheibchen darauflegen. Etwas Honig auf die Scheiben geben und die Haselnüsse darüberstreuen.

Sanddorn-Snack

Zutaten für 1 Portion:

1 Becher Bio-Joghurt

1 EL Sandornsirup

etwas Honig

4 Vollkornkekse

etwas Butter

→ So wird's gemacht: Den Becher Bio-Joghurt mit Sanddornsaft verrühren, nach Geschmack mit Honig süßen und in einer Dessertschüssel hübsch anrichten.
Vier Vollkornkekse mit etwas Butter bestreichen und auf einem Teller dazureichen.

Meister Grünhaars lustiger Eierpfannkuchen

Zutaten für 1 Portion:

500 g frischer Bio-Blattspinat

Kräutersalz

etwas Muskatnuss

2 Eier

etwas Milch

1 Prise Salz

etwas Bratfett

etwas Tomatenketchup

→ So wird's gemacht: Den Blattspinat auf mittlerer Hitze zubereiten, mit Kräutersalz und wenig Muskatnuss abschmecken und warm stellen. Die beiden Eier mit etwas Milch und 1 Prise Salz verquirlen. Die Masse in eine kleinere Pfanne mit heißem Bratfett geben und auf niedriger Flamme stocken lassen.
Den Eierpfannkuchen von der Pfanne auf den Teller gleiten lassen (er wird das Gesicht), den Spinat als Haarpracht anrichten.
Mit etwas Tomatenketchup werden Augen, Nase und Mund aufgespritzt.

Karlinchens Karotten-Brokkoligarten

Zutaten für 1 Portion:

2 oder 3 Karotten
ein wenig Brokkoli
kaltgepresstes Pflanzenöl
Kräutersalz
frische Kräuter (Petersilie, Schnittlauch)

→ So wird's gemacht: Die Karotten schälen, der Länge nach halbieren und in verschieden lange Stücke schneiden. Den Brokkoli waschen und ebenfalls längs zuschneiden, so dass der Stil an den Röschen bleibt. Das Gemüse dünsten.
Richten Sie auf einem großen, wenn möglich ovalen Teller den Brokkoli als Bäumchen her, mit den Karottenstreifen können Sie einen Gartenzaun und ein Gartenhäuschen gestalten. Geben Sie etwas Pflanzenöl und Kräutersalz darüber und garnieren Sie die frischen Gartenkräuter so, dass sie wie kleine Büsche und Sträucher aussehen.

Kajütenschmaus „Poseidon“

Zutaten für 1 Portion:

1 Tasse Vollkornreis

1/2 Tasse Wildreis

1 Prise Meersalz

100 g Saiblingfilet

100 g Lachsfilet

1 Gemüsebrühwürfel

1 Knoblauchzehe

frische Kräuter (Rosmarin, Thymian)

1 Frühlingszwiebel

Blattsalate (zum Beispiel Eichblatt, Feldsalat, Rucola, Endivien, Lollo bionda oder rosso – saisonbezogen auswählen)

etwas Zitronensaft, Kräutersalz

Oliven- oder hochwertiges Keimöl (Weizenkeim-, Distelöl)

→ So wird's gemacht: Kochen Sie eine Tasse Vollkornreis sowie eine halbe Tasse Wildreis in ausreichend Wasser, das mit etwas Meersalz gewürzt ist. Während der Reis kocht, bereiten Sie das Saibling- und das Lachsfilet zum Garen vor. Nehmen Sie einen flachen Topf oder Bräter, füllen Sie fingerhoch Wasser ein, und geben Sie einen Gemüsebrühwürfel hinein. Wenn der Sud zu kochen beginnt, legen Sie die Fischfilets hinein. Je nach Geschmack geben Sie noch eine zerdrückte Knoblauchzehe, etwas frischen Rosmarin und Thymian und eine in feine Ringe geschnittene Frühlingszwiebel darüber. Verschließen Sie den Topf und lassen Sie den Fisch gut 10 Minuten garen. Nun Blattsalate waschen, in eine Schüssel geben und mit etwas Zitronensaft, Kräutersalz und Olivenöl oder einem hochwertigen Keimöl anmachen. Den Reis abgießen, in einer Halbkugel auf dem Teller anrichten, das Fischfilet vorsichtig aus dem Sud heben und daneben legen. Besonders gut schmeckt es, wenn Sie 2 bis 3 Esslöffel der Brühe über den Reis geben.

Karlos dicke Klöpse

Zutaten für 1 Portion:

1 Karotte

1 Paprika

½ Bund krause Petersilie

1 altbackenes Brötchen oder 80 g Semmelbrösel

300 g gemischtes Hackfleisch

1 Ei

1 gepresste Knoblauchzehe

1 gestrichener TL Salz

Hackfleisch-Würzmischung

etwas Öl oder Butterschmalz zum Braten

→ So wird's gemacht: Die Karotte und die Paprikaschote klein schneiden. Die Petersilie fein schneiden. Das Brötchen in reichlich Wasser einweichen, ausdrücken und mit der Karotte, der Paprika und der Petersilie vermischen. Hackfleisch sowie Ei, Knoblauch, Salz und Würzmischung dazugeben und alles mit der Hand gut vermengen. In einer Pfanne etwas Öl oder Butterschmalz erhitzen. Die Teigmasse zu kleinen Kugeln formen und diese gut durchbraten.

Charlies Piratenschiff

Zutaten für 1 Portion:

250 g Quark

etwas Kräutersalz

1 TL Olivenöl

$^{1}/_{2}$ Zwiebel

gehackte Kräuter (Schnittlauch, Petersilie und Dill)

etwas Zitronensaft

2 oder 3 größere Chicoréeblätter

1 milde Peperoni oder 1 Möhrenstift

1 helles Salatblatt

→ So wird's gemacht: Den Quark mit dem Kräutersalz, dem Olivenöl, der fein gehackten Zwiebel und den Kräutern anmachen und mit etwas Zitronensaft abschmecken. Die Chicoréeblätter mit der Quarkmasse füllen; als Mast für ein Segelschiffchen je nach Wunsch entweder die milde Peperoni oder die zugeschnittene Möhre nehmen und längs in den Quark stecken. Als Segel dient das Salatblatt.

Putenbrust-Platte „Pumuckl"

Zutaten für 1 Portion:

100 g Putenbrust (vom Biometzger, wahlweise auch Hähnchenbrust)

etwas Öl oder Schmalz zum Braten

1 Prise Kräutersalz, 1 Prise Paprikagewürz
verschiedene Salatzutaten (zum Beispiel Chicoréeblätter, Gurke, Tomaten, Paprika)
1–2 EL Balsamico-Essig
2–3 EL Olivenöl

→ So wird's gemacht: Die Puten- oder Hähnchenbrust in kleine Streifen schneiden und in Bratöl oder Butterschmalz in einer Pfanne braten, bis sie ganz durch sind. Aus der Pfanne nehmen, auf Küchenpapier abtropfen lassen und mit Kräutersalz und mildem Paprika würzen. Während das Fleisch auskühlt, die Salate auf einem großen Teller anrichten: Chicoréeblätter nach außen legen, darauf Gurkenscheiben verteilen, Tomaten- und Paprikaschnitze sorgen für weitere Farbtupfer. Nun das Fleisch daraufgeben und den Salat mit etwas Essig und Olivenöl beträufeln.

Kunterbunter Nudelteller

Zutaten für 1 Portion:
250 g bunte Nudeln
Salz, 2 TL Butter
120 g frisch geriebener Parmesankäse

→ So wird's gemacht: Die Nudeln in reichlich Salzwasser nach Packungsanleitung bissfest kochen und in eine angewärmte Schüssel füllen. Mit der Butter und der Hälfte des Parmesankäses mischen, bis alles geschmolzen ist. Mit dem restlichen Käse bestreuen und sofort servieren.
Dazu schmeckt ein bunter Salat aus Kopfsalat, Paprika und Gurken.

Ritter Rotbarts Spaghetti

Zutaten für 1 Portion:

300 g vollreife Tomaten

1 kleine Zwiebel

1 EL Olivenöl

1/2 Bund Basilikum

1 EL Tomatenmark

1/2 TL brauner Zucker

etwas Salz

1 Prise schwarzer Pfeffer

150 g Spaghetti

1 TL Salz

1 TL Öl

1 TL Butter

80 g frisch geriebener Parmesankäse

→ So wird's gemacht: Für die Sauce die Tomaten waschen und in kleine Stücke schneiden. Die Zwiebel schälen, fein würfeln und im Olivenöl glasig braten. Die Tomatenstücke dazugeben. Zugedeckt 10 Minuten dünsten. Das Basilikum waschen und einige Blätter zum Garnieren auf die Seite legen, den Rest hacken und mit dem Tomatenmark, dem Zucker, Salz und Pfeffer zu den Tomaten geben. Die Sauce halb zugedeckt ca. 20 Minuten köcheln lassen, ab und zu umrühren. Für die Spaghetti reichlich Wasser in einem großen Topf mit 1 TL Salz und 1 TL Öl zum Kochen bringen. Die Spaghetti ins Wasser gleiten lassen und nach Packungsanleitung bissfest garen. In einem Sieb abtropfen lassen und in 1 TL Butter schwenken. Die Tomatensauce auf die Spaghetti geben, mit den Basilikumblättern bestreuen und zu den Nudeln servieren. Den Parmesan zum Bestreuen dazureichen.

Folienkartoffel „Raumschiff Enterprise"

Zutaten für 1 Portion:

Alufolie
etwas Butter oder Schmalz zum Bestreichen
1–2 große, fest kochende Bio-Kartoffeln
200 Gramm Kräuterquark
1 Prise Kräutersalz
1/2 Bund Schnittlauch

→ So wird's gemacht: Die Alufolie in ausreichend große Stücke schneiden und mit etwas Butter oder Bratschmalz bestreichen. 1 oder 2 größere Kartoffeln waschen, in die Folie einwickeln und im Ofen garen lassen. Folien-Kartoffen auf dem Teller anrichten, die Alufolie etwas öffnen, aber nicht abnehmen. Den Kräuterquark neben den Kartoffeln anrichten, alles mit Kräutersalz abschmecken und mit klein geschnittenem Schnittlauch bestreuen. Als Beilage schmecken frische Blattsalate.

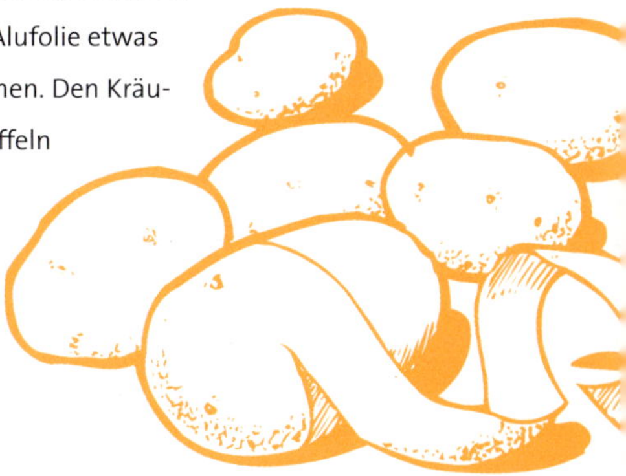

Rohkostplatte mit Clowngesicht

Zutaten für 1 Portion:

2 Kirschtomaten
2 Streifen grüne, gelbe oder rote Paprika
1 langes Stück Zucchini
1 Karotte
Gurkenscheiben
Salat
(zum Beispiel Lollo rosso, Lollo bionda oder Feldsalat)
bunter Pfeffer oder Gewürzmischung
Obstessig
kaltgepresstes Pflanzenöl
(zum Beispiel Olivenöl, Sonnenblumenöl, Maiskeimöl)

→ So wird's gemacht: Die Zutaten auf einem großen Teller anrichten. Die beiden kleinen Tomaten als Augen und die Paprikastreifen als Augenbrauen verwenden. Das leicht angedünstete Zucchinistück dient als Nase. Die Karotte schälen und leicht oval wie einen Mund schneiden. Die Ohren sind aus Gurkenscheiben, ein paar Salatblätter oberhalb bilden die Augenbrauen. Etwas bunten Pfeffer oder Gewürzmischung als Sommersprossen über das Gesicht streuen und zum Schluss ein paar Tropfen Essig und Öl darübergeben. Fertig ist ein lustiges Clowngesicht, das Ihrem Kind beim Essen viel Spaß machen wird!

Coole Cocktails und Drinks

Kinder brauchen – gerade im Sommer – reichlich Flüssigkeit. Den Bedarf können Sie neben Mineralwasser und Tee sehr gut mit frischen Frucht- oder Gemüsesäften decken. Diese liefern wertvolle Nährstoffe, Vitamine, Mineral- und Ballaststoffe, schmecken allen Kids und sind – hübsch in Cocktail- oder Longdrinkgläsern angerichtet – auch noch ein Augenschmaus. Oberstes Gebot für die Zubereitung ist die Frische der Zutaten. Wenn Sie die Säfte und Drinks nicht selbst herstellen, dann greifen Sie möglichst auf Fertigprodukte aus biologischem Anbau zurück. Beim Mixen dürfen Sie und Ihr Nachwuchs die Rezeptvorschläge nach Belieben abwandeln und immer wieder neue Varianten zaubern. Die Drinks ergeben jeweils etwa zwei Gläser.
Neben einer elektrischen Presse für Zitrusfrüchte lohnt sich die Anschaffung einer Saftpresse, wenn Sie Säfte öfters selbst herstellen möchten. Auch ein Mixer sollte in Ihrem Haushalt nicht fehlen.

Longdrink „Red Lady“

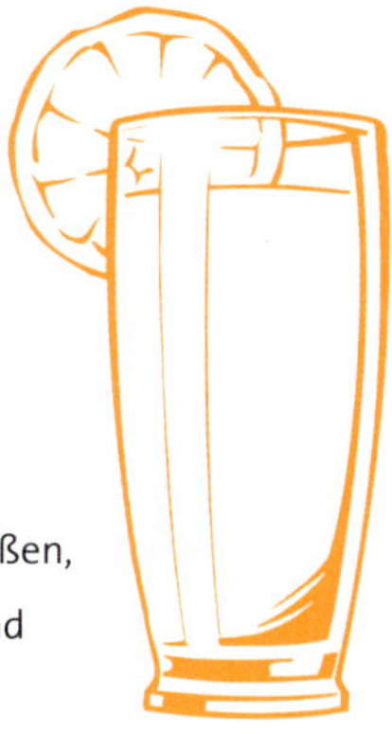

Zutaten:

100 ml roter Traubensaft
100 ml Holunderbeersaft (Reformhaus)
100 ml Johannisbeersaft
1 TL Honig, etwas Zitronensaft

→ So wird's gemacht: Die Säfte zusammengießen, den Honig mit dem Zitronensaft verquirlen und zum Saft geben.

Banana-Shake

Zutaten:

1 reife Banane

1 EL Kokosraspeln

1 TL Vanillezucker

1 TL Honig (flüssig)

150 ml Milch

→ So wird's gemacht: Die Banane schälen und fein pürieren, die restlichen Zutaten hinzufügen und alles kräftig durchmixen.

Fruchtcocktail „Orangina"

Zutaten:

3–4 Saftorangen

4 Mandarinen

1 Limone

3 TL Honig

100 ml Maracujasaft

einige Orangenscheiben zum Garnieren

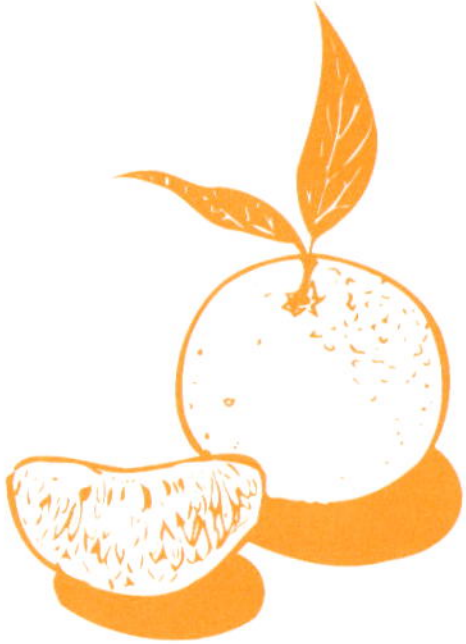

→ So wird's gemacht: Die Orangen, die Mandarinen und die Limone auspressen, mit dem Honig und dem Maracujasaft mischen. In zwei Cocktail-Gläser füllen und mit Orangenscheiben den Rand garnieren.

Joghurt-Drink „Waldfee“

Zutaten:

100 g gemischte frische Waldbeeren (Himbeeren, Brombeeren, Heidelbeeren)

150 g Joghurt oder Dickmilch

200 g kalte, frische Milch

1–2 TL Honig

2 EL Haferflocken

ein paar kleine Walderdbeeren zur Dekoration

→ So wird's gemacht: Die Beeren wenn nötig waschen und mit einer Gabel zerdrücken. Danach mit den anderen Zutaten im Mixer pürieren.

Das Getränk in zwei Gläser füllen und mit den kleinen Beeren dekorieren.

Buttermilch-Drink„Pink Panther“

Zutaten:

300 g Kirschen

100 ml Trauben- oder Apfelsaft

2 EL Ahornsirup

1 EL Grenadine

250 g Buttermilch

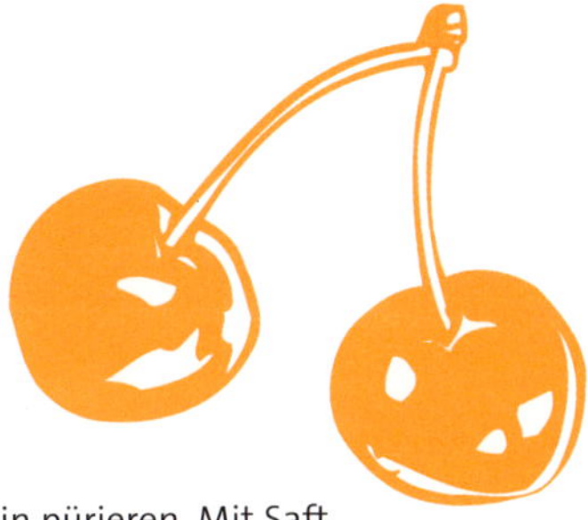

→ So wird's gemacht: Die Kirschen waschen, entkernen und im Mixer fein pürieren. Mit Saft, Ahornsirup, Grenadine und Buttermilch vermischen und anschließend den Buttermilch-Drink frisch servieren.

Sommertrunk „Apricot“

Zutaten:

100 g reife, entsteinte Aprikosen

100 ml Pfirsichsaft

100 ml Apfelsaft

1 EL Himbeersirup

2 Eiswürfel

→ So wird's gemacht: Die Aprikosen im Mixer pürieren und mit den Säften vermischen. Den Himbeersirup auf zwei Longdrink-Gläser verteilen, in jedes Glas einen Eiswürfel geben, die Pfirsich-Apfel-Aprikosen-Mischung dazugeben und den Trunk mit dicken Strohhalmen servieren.

Gemüsemix „Hot Lilly“

Zutaten:

6–7 Karotten (oder alternativ 50–100 ml Karottensaft)

100 ml Tomatensaft (Bio)

100 ml Gemüsesaft (Bio)

1 EL fein geschnittene Petersilie

1 Prise weißer Pfeffer, etwas Brunnenkresse zum Bestreuen

→ So wird's gemacht: Karotten in der Saftpresse pressen. Die Säfte miteinander vermischen, mit Petersilie und Pfeffer würzen. Am Schluss mit etwas Brunnenkresse bestreuen.

Wichtige Adressen

Deutschland

Deutsche Gesellschaft für Ernährung e.V.
Godesberger Allee 18, 53175 Bonn
www.dge.de

ANAD e.V.
Beratungsstelle für Essstörungen
Seitzstraße 8, 80538 München
www.anad.de

Dick & Dünn
Beratungszentrum bei Essstörungen
Innsbrucker Straße 25, 10825 Berlin
www.dick-und-duenn-berlin.de

Deutscher Allergie- und Asthmabund (DAAB)
Fliethstraße 114, 41061 Mönchengladbach
www.daab.de

Österreich

Netzwerk Essstörungen
Fritz-Pregl-Str. 5, A–6020 Innsbruck
info@netzwerk-essstoerungen.at

Zentrum für Essstörungen

Hetzgasse 42/1, A–1150 Wien

Tel.: ++ 43 (01) 710 34 70 (Info Hotline montags)

Schweiz

Zentrum für Menschen mit Essstörungen

Werdstr. 34, CH–8004 Zürich

Tel.: ++41 (044) 291 17 17

Association Boulimie Anorexie (ABA)

Avenue Villamont 19, CH–1005 Lausanne

Tel.: ++41 (021) 329 04 39

Register